擇食聖經

天下無不死之藥，只有養生之道。

邱錦伶——著

推薦序

丹妮婊姐的擇食心得

我運動很多年維持身材，同時我也吃非常少，對澱粉也有嚴重的恐懼，因為我覺得肥胖比鬼還恐怖哈哈，這社會價值觀灌輸我胖女人只會有冬天——還是冰島的冬天，不會有春天。導致我很恐懼肥胖。

通常我一天只會吃一點地瓜跟青菜、水果或生菜，很少吃肉，只有周末會放風吃點正常的東西（所謂的正常，就是正常人吃的，可能是一碗麵，一盤炒飯或薯條），但就算放風，我一整天也只會吃一餐而已。

這樣成仙成了很多年，我的運動還從游泳改成了很強烈的重訓，想說要好好練肌肉看起來會比較瘦，但怎麼看起來體態也非常還好，而且一不小心還會又再胖跟水腫，忽胖忽瘦，都已經吃這麼少還運動了，還能忽胖忽瘦。我想說都已經上了梁山了怎還會胖！！到底還有哪座山要上我才能變瘦啊？！還是跳山好了？

我為此還去做甲狀腺檢查，因為我幻想我的甲狀腺肯定是有病！！結果燈愣～～還真是正常哈哈哈。

走投無路了一陣子，我想說我此生可能就真的注定當個肥婆。就常常乾脆整天只吃經過計算的一餐，根本也不敢吃第二餐了。

後來有一天我在美容院洗頭，認識那洗頭姊姊這麼久，有一天在聊天的時候，就剛好聊到她的飲食習慣很特殊，我非常認真地聽，覺得很不可思議，因為她講到她身體的某一個病痛怎樣治療多年沒有用，在「擇食」之後自己康復，我就說：「喔，那你書借我看一下好了。」我就抱著增進知識的心，讀了《擇食》。

這一讀不得了了，我覺得我很多身體的疑惑都在這本書裡面有初步的了解，我就是吃太少又吃不對又老是吃到寒的東西，雪后！！難怪我還是一個在梁山上面的超級水腫肥婆！！（因為吃太少新陳代謝變很慢。）

我就一口氣把邱大師的所有著作全部一口氣買齊，我就很認真地把所有著作讀完，然後開始照著邱大師的飲食原則過著僧侶般的生活，很多東西不能吃不是最大的辛苦點（因為我前述了，我本來就吃得很控制），最辛苦的是……要吃遠比我以前吃得還要多，真的是覺得吃得很辛苦哈哈阿。因為邱大師有規定的量，達不到感覺會被罵哈哈。

到寫這篇心得差不多過了一年，我吃得遠比以前多很多，但我卻徹頭徹尾的瘦到雙頰凹陷哈哈哈哈哈哈哈（雖然這對某些人來說不是好事），我整個人身材也變非常緊實！我要的重訓曲線日漸出現！所以我就是以前吃得太少，跟吃得太寒，體質成為一個雪后，所以才動不動水腫。

至於為何會吃這麼多又變瘦變緊實？這就要有請邱大師幫我出面解釋了，因為我也不太知道發生什麼事情，我只看到一年前照片我明明幾乎不吃，又很辛苦的運動，但卻遠比現在來的腫！！

反正現在結局是好的就好，至於為何我也沒去細細研究！感恩邱大師改變我的一生，因為我的工作環境非常嚴苛，是一個非常非常吃外表的行業，但現在這樣的飲食習慣配合我的運動，我真的可以滿安心地把自己可以放進去歐美緊洋裝了～～邱大師我要愛妳一輩子！

作者介紹

邱錦伶

曾任——北京同仁堂台北旗艦店養生諮詢師、廖叔叔健康屋健康諮詢師。

在她的職場生涯中，曾經是叱吒一方的女強人，但歷經人生種種挫折與低潮之後，跨領域走入養生這條路上。諮商過無數藝人和商界人士，累積多年養生經驗。

著有——《瘦孕聖經：懷孕過程只重8公斤、產後3週恢復身材、擺脫水腫、絕不害喜的快樂懷孕擇食法》

《心靈擇食：萬病由心造，邱錦伶的情緒食療法》

《擇食參男人腰瘦，女人性福：邱錦伶的溫暖體質擇食法，男強精女逆齡，塑造標準腰圍，遠離現代疾病。》

《擇食2：邱錦伶的瘦身食堂》

《瘦孕：孕期只重8公斤，產後3周速瘦，不害喜不水腫的好孕飲食法》

《擇食：吃到自然瘦，邱錦伶明星級的養生法》

擇食VIP講座精選「邱老師的擇食瘦孕精華十二堂課」QR Code

目錄

序章

踏上擇食之道，成就一生職志

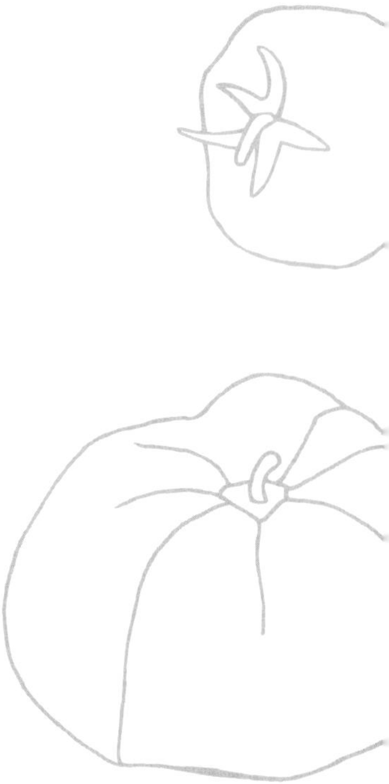

第一章

良禽擇木而居，人要擇食而活

明星都在學的養生法

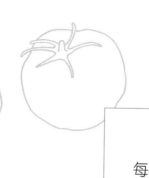

第二章

擇食而瘦

吃飽也能瘦的養生法

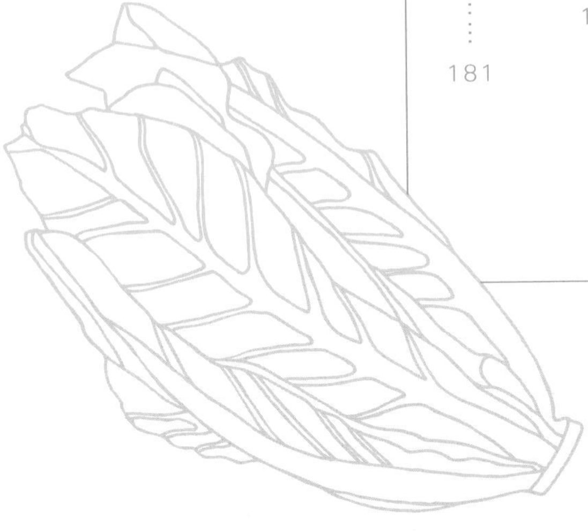

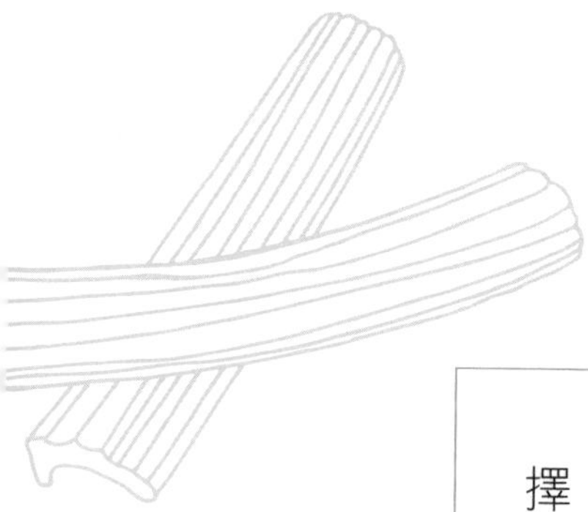

第三章

擇食而烹

邱老師的瘦身食堂

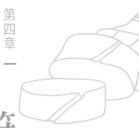

第四章

符合擇食標準的外食選擇

擇食大補帖

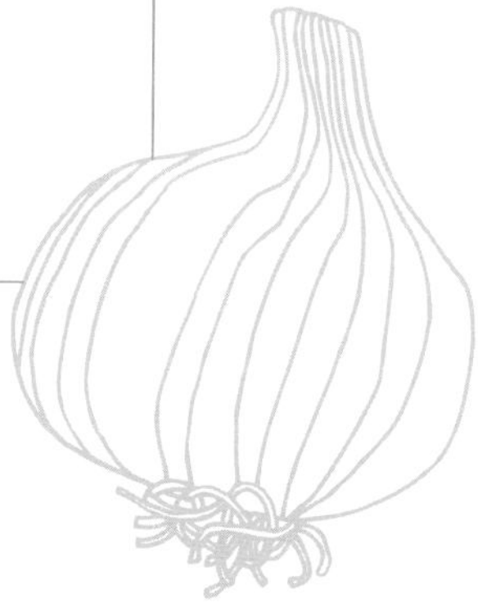

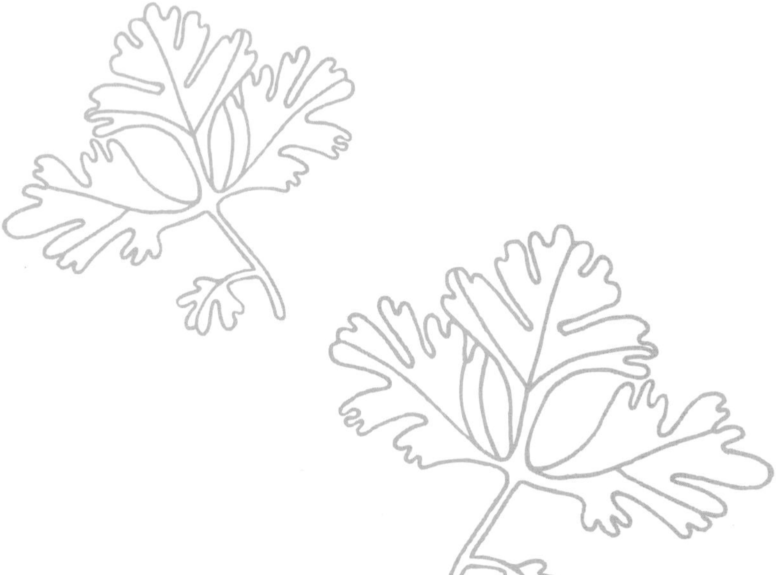

體質自我分析表。

何謂擇食？
是經由瞭解自己的體質，
先找出影響自己目前身體狀況的食物，
嚴格忌口半年到一年，同時認真攝取身體需要的營養，
三餐定時定量、有肉有菜（早餐用兩種水果代替）有澱粉，
選擇對自己好的食物才吃，這就是「擇食」。

各體質的敘述若您符合1種以上的症狀，
表示您具有該體質，若具有超過1/3症狀表示您對該食物嚴重過敏

1. 寒性體質

□ 手腳冰冷
□ 鼻子過敏、鼻涕倒流
□ 皮膚過敏
□ 頻尿、夜尿
□ 排便鬆散或不成形
□ 流眼油
□ 腰痠
□ 分泌物多、婦科易發炎
□ 經痛

△ 建議忌口寒性食物、早餐前喝薑汁、三餐認真擇食。

2. 上肝火體質

□ 早上起床有眼屎
□ 眼睛容易乾、痠、癢
□ 口乾舌燥、口臭
□ 容易嘴破
□ 大便顏色深、硬
□ 易怒、無名火、暴躁
□ 淺眠、失眠
□ 膚色暗沉、臉上長斑
□ 臉上容易出油、長痘痘
□ 長瘜肉、脂肪瘤

△ 建議忌口上肝火食物，三餐認真擇食、不熬夜、做好情緒調整。

3. 陰虛火旺體質

□手腳冰冷
□鼻子過敏、鼻涕倒流
□皮膚過敏
□頻尿、夜尿
□排便鬆散或不成形
□流眼油
□腰痠
□分泌物多、婦科易發炎
□經痛
□早上起床有眼屎
□眼睛容易乾、痠、癢
□乾舌燥、口臭
□容易嘴破
□大便顏色深、硬
□易怒、無名火、暴躁
□淺眠、失眠
□膚色暗沉、臉上長斑
□臉上易出油、長痘痘
□長瘜肉、脂肪瘤

△建議忌口寒性、上火食物，早餐前喝薑汁、三餐認真擇食、不熬夜、做好情緒調整。

4. 上胃火體質

- □ 胃悶、胃脹痛
- □ 胃潰瘍
- □ 胃食道逆流
- □ 脹氣
- □ 胃發炎
- □ 消化不良
- □ 早上起床口苦
- □ 乳房脹痛
- □ 牙齦腫痛
- □ 容易緊張焦慮

△ 建議忌口上胃火食物、甜食、五穀雜糧、奶製品、黃豆製品、糯米類、竹筍類，三餐定時定量、每一口食物嚼30下。

5. 上腸火體質

- □ 羊屎便、有便意大不出來
- □ 慢性便秘
- □ 大便臭、黏、放屁臭
- □ 唇乾、脫皮、下唇紅
- □ 手上老人斑
- □ 小腿皮膚粗糙、冬天容易乾癢
- □ 肛門紅腫、排便出血、痔瘡

△ 建議忌口上腸火食物、蛋類製品、蒜頭（包括蒜苗）、韭菜（包括韭黃）、蝦子（包括蝦米、龍蝦）、奶製品。

6. 心臟無力體質

- □ 嘴饞
- □ 餓、累、不耐煩
- □ 氣虛、講話講久容易累、爬樓梯喘
- □ 容易疲倦、早上賴床
- □ 沒有便意、大不出來
- □ 心悶、心律不整
- □ 容易生悶氣、容易擔心

△ 建議認真攝取優質蛋白和抗性澱粉。

7. 鈣質流失體質

- □ 難以入睡
- □ 淺眠多夢
- □ 頸部僵硬、痠痛
- □ 睡到半夜腳抽筋
- □ 半夜醒來難再入睡
- □ 恍神、注意力不集中
- □ 記憶力減退
- □ 焦慮、不安
- □ 不耐煩、怕吵
- □ 便秘或腹瀉

△ 建議認真攝取含鈣食物和檸檬酸鈣，忌口刺激神經的食物。

8.

腎虛體質

□ 水腫
□ 早上起床眼皮或眼袋浮腫
□ 溫度或情緒劇烈變化時容易偏頭痛、肩頸痠痛或血壓升高
□ 掉髮、頭髮變白
□ 頻尿、夜尿
□ 腰痠

△ 建議忌口上肝火食物、三餐認真擇食。

9.

奶類及其加工製品過敏體質

□ 腹瀉或便秘
□ 羊屎便、有便意但太硬上不出來
□ 慢性胃發炎
□ 蕁麻疹
□ 早上起床口苦
□ 香港腳（腳氣）
□ 髖關節卡卡
□ 毛囊炎（毛囊角質化）
□ 扁平疣
□ 牙齦出血

△ 建議嚴格忌口奶類及其加工製品至少一年。

10. 蛋過敏體質

□ 易怒、脾氣暴躁
□ 婦科容易發炎
□ 婦科腫瘤
□ 心臟部位莫名疼痛
□ 失眠
□ 香港腳（腳氣）
□ 唇乾、脫皮
□ 小腿皮膚乾燥粗糙
□ 羊屎便或排便不成形
□ 大便臭、黏
□ 粉刺
□ 毛囊炎（毛囊角質化）
□ 痔瘡出血
□ 頭皮異常出油、頭皮屑、頭皮癢、掉髮
□ 男性雄性禿
□ 小朋友過動
□ 富貴手
□ 口臭
□ 耳鳴
□ 耳朵莫名癢
□ 扁平疣
□ 肩頸僵硬痠痛
□ 恍神、注意力不集中

△ 建議嚴格忌口蛋類製品至少一年。

11. 黃豆及其加工製品過敏體質

□ 淺眠多夢
□ 難以入睡
□ 青春痘
□ 早上起床口苦
□ 胃食道逆流
□ 胃悶、胃痛、胃發炎
□ 婦科腫瘤
□ 香港腳（腳氣）
□ 痛風、尿酸過高
□ 脹氣
□ 思考無法集中
□ 情緒突然低落憂鬱

△ 建議嚴格忌口黃豆及其加工製品至少一年。

12. 五穀雜糧過敏體質

□ 胃悶、胃痛、胃發炎
□ 失眠
□ 皮膚過敏
□ 脹氣
□ 牙齦出血

△ 建議嚴格忌口五穀雜糧至少一年。

13.

牛肉過敏體質

□上火
□口臭
□婦科容易發炎
□白天昏昏欲睡
△建議嚴格忌口牛肉至少一年。

序章

踏上擇食之道，成就一生職志

「幸福劇本」原來是從悲劇開場

我是波妞嗎？在歷經手術之後，我看著自己萎縮成如同雞爪的手，納悶地想著，我是宮崎駿動畫卡通裡的波妞嗎？我要變回原形了嗎？

一場大手術改變了我的人生，躺在病床上的我，面對的是面目全非，不聽使喚的身體，老天爺不問青紅皂白，就在前方設了紅燈，不准我再往前走，就好像從此將我的人生切割為「手術前」、「手術後」的 Before & After！這個落差巨大到我都不相信我自己能夠走過來。

手術前，我一直滿意自己在職場上的表現。我擔任飾品公司的設計總監，公司旗下的上、下游共有五家衛星工廠，我付出很大的代價，但多勞多得，對我而言，權力、地位及伴隨而來的金錢，代表我的存在價值，值得我忽略健康、忽略生活去追求。在我二十八歲的時候，公司從一家廠擴大到五家廠，我一個人要設計出足以養五家廠的商品，因此很年輕的我就處在「一人之下，眾人之上」的位置，老闆不在的時候我最大，老闆為了怕我離開，給我做為一個伙計所能有的最高禮遇：不想在公司畫設計圖？沒關係，在家畫，交得出來就好；每年去歐洲看秀、充電、還能有私人逛街血拼行程由公司買單，所以我甘願每天不睡覺地畫圖。朋友形容這是用命來換錢，我不能說這完全正確，但也沒有什麼好置喙的，畢竟滿足身外之物的慾望可以填補心靈上的缺乏，藉以證明我的存在價值。

十年下來，老天爺開始讓我的健康閃黃燈了，但我仍不自覺。到了三十八歲時，身體已經差到一天到晚感冒，一感冒就不容易好，常常覺得自己缺氧，容易疲倦，這些身體狀況使得我每天不想做事，只想懶洋洋地躺著，常常失眠，躺在床上三、四個小時也睡不著，腦袋轉個不停，靈感來了，就半夜爬起來畫設計圖，人生和工作都已經有了慣性，即便知道是壞習慣也改不掉。

已經習慣持續感冒的我，始終覺得感冒只是小病，不需要在意，更何況從小身體就不好，五歲的時候就得過肝炎，一個不健康的身體跟隨我近四十年，早就習以為常，一點小病小痛就呼天搶地絕對不是我的風格。

愛美任性的代價

有次感冒回父母家，母親對我「忍病」的行為實在看不下去，硬把我拖到醫院檢查。醫生一看就直斷我貧血很嚴重，問我是不是動不動就昏倒？我得意地告訴他，這輩子還沒昏倒過，但抽血檢查的報告無疑給自己賞了一個耳光，正常人血紅素的範圍值是十二～十五，我只有四，一般人數值低於七通常就會一天到晚昏倒休克了。

「我最怕碰到像你這種病人，意志力太堅強，身體靠著意志力在撐，這種人最容易暴斃！」醫師看了報告，說我除了貧血嚴重外，還是地中海型貧血基因的危險群，加以每個月生理期都大失血，最好去婦科也做檢查，以保萬全。

婦科醫生果然發現我子宮長了一顆大肌瘤，且大如拳頭，另外還有兩顆大小約三公分左右的肌瘤，若不開刀取出，每個月大量失血，長此以往會造成嚴重的後果，如：惡性貧血、心臟衰弱、突發性休克等導致暴斃。

聽了醫生的分析，我仍鐵齒地拒絕開刀，而且理由現在想來都好笑：「開刀？那我的肚子上不是就會有一條疤，那多醜呀，我不要！」醫生面對我因愛美而任性的態度，卻展現出無比的耐性，想方設法幫我解決：「妳放心，我只打四個很小的洞進去把瘤弄碎取出，不會留下太大的疤。」

有了醫生「不會變醜」的保證，我終於點頭答應動手術，但也就是這項手術，讓我的人生面臨到老天爺給「此路不通」的紅燈警示。

打了麻醉藥的人，是不會知道究竟手術中發生過什麼事情的，我只知道當我醒來時，麻醉前的人生彷彿只是看過的一場電影，電影散場，燈光變亮，我才發現在真實的人生裡，右手癱瘓了，我不再是在工作上呼風喚雨，事事都能掌握的女強人，不論我多希望惡夢會醒來、電影會演完，終究不得不面對這就是我的命運。

醫生判斷可能造成的原因是麻醉時間過長，壓迫到橈神經，造成右手蜷縮癱瘓，我跟所有的普通人一樣，憤怒、質疑、沮喪、悲傷……，許多朋友都力勸我控告醫院和醫生要求賠償，因為這很明顯是醫療疏失，雖然這一切似乎很值得怨天尤人，但我竟然一點也不想藉由控告來取得任何賠償。

替我動手術的醫生說明手術時間過長的原因，是因為內視鏡手術原本是要用機器搗碎肌瘤後吸出來，但沒想到機器運作到一半壞了無法搗碎，醫師只能用顯微剪刀進去將瘤一點一點剪開來，再一點一點取出，才導致手術時間過長。

子宮肌瘤開刀正常程序通常是兩個半小時，我卻從下午三點開到晚上八點，整整多花一倍時間，其實手術前我們都有簽同意書，如有重大原因需要改成一般切除術時，他們是可以直接動刀的，主刀醫師大可在我肚子上畫一刀把瘤取出，可以少費很多時間和力氣，但因為手術前我對於愛美的任性要求，使得他顧慮會在肚子上留下我在意的疤痕，寧可採取較費時費事的方法來動手術，我怎麼忍心告他呢？

體會「正念」最無敵

有此「善念」浮上心頭，讓我自己都非常驚訝，我從不認為自己是個善良的人，我的性格是嚴厲的，不容許自己犯錯，也不容許別人犯錯，甚至可能會為了達到目的而不擇手段，當大多數的人都勸我要告醫師取得賠償，我卻不想傷害任何人，這突如其來的「正念」把我自己給嚇了一跳，我看著自己癱瘓的右手隱約覺得，老天雖然讓我的人生亮起紅燈，卻彷彿不知不覺中告訴我該「換個方向走」，此路不通，得做出其他的選擇呀。

但復原之初，我仍恐懼是否永遠都會是殘廢？而一直靠設計維生的我，要如何再畫出設計圖、打樣？不要說是畫設計圖了，就連用手拿筷子進食這麼簡單的動作都成了問題，未來的人生該怎麼走？實在讓我茫然不知所措。

沒人能保證我的右手能完全復原，於是我同時接受醫院安排的電療復健方式，也去看了中醫，中醫師也沒碰過類似狀況，但他把完脈覺得我的氣是瘀滯不通的，全身的循環都有問題，因此建議先一邊幫我調身體，一邊幫我通氣，試試看結果會如何，當然和西醫相同，他也無法掛保證能治得好。

中醫師建議我三天針灸、三天電療，在手術後的第十天我就開始中、西醫並進的方式復健，療程的頭一個月完全沒起色，連中醫師都一度想放棄，同時還勸我應該告醫院爭取賠償，因為每一次針灸都要不少錢，健保還不給付，要我評估是否放棄治療。說實話，我並不期望自己真的能百分之百復原，但起碼得盡努力，抱持著這樣的信念，我告訴醫生我不想放棄。

在復健過程裡，我體會到人生真是太公平了，我從小就害怕看醫生，更別說是打針，因為針灸，我成天全身插滿針，把我人生中本來該打的針一次補足。除此之外，復健師要我在家裡練習用右手將一顆顆薏仁，從這個碗裡拿到那個碗裡，這對於一般人而言簡單的動作，我拿不到幾顆就汗如雨下，坐在對面看護的母親則是淚如雨下，她認為我的人生應該就這樣完蛋了。但我卻堅持從薏仁練習到紅豆，再從紅豆練習到綠豆，然後把一顆小球放在手心裡練習握力，日復一日。

三個月後，我的手毫無預兆地復原了，而且是百分之百地復原，沒留下任何後遺症，老天爺好像跟我開了個大玩笑，吃了一頓苦頭之後，我又回復到重新亮起綠燈的人生，只是，這回在紅綠燈前，我猶豫了，我要回去重操舊業，過以前日夜顛倒的熟悉日子？還是停下腳步，多想想，人生還有沒有其他的可能？

為愛習醫不怕苦

還來不及考慮是否該重回職場，在我手痊癒的同時，父親開始生病，老人家原本就長期排便不順，有天開始水腫，整個肚子腫脹起來疼痛難挨，送醫院後醫生判斷為腹膜炎造成腹部積水，卻找不到造成腹膜炎的原因，因此決定先抽水，抽完水後回家，沒幾天又開始積水、又送醫院抽水，從此開始惡性循環。

直到病況惡化並轉變成肺積水，醫院還是找不到原因，胸腔科權威竟診斷為非開放性的肺結核，導致父親不斷進出醫院，抽完水出院、積水再住院，最後轉成心臟積水，才從心包膜的積水裡驗出是肺腺癌。

我後來學了中醫才知道：**肺和大腸互為表裡、心臟跟小腸互為表裡，西醫檢查不到的，其實從中醫的思路去想就很清楚。**父親從看直腸科到後來看內科、胸腔科、心臟科，最後才驗出來肺腺癌，一路折騰，錯失最好的治療機會，一個半月後父親就走了。

父親一直最疼我，因為我們父女倆個性最像，在他最後的人生日子裡，我發了瘋地讀跟他的病相關的書籍資料，希望能為父親做點什麼，無奈父親等不了我，走得太快。他臨終前還在為我操心，他擔心我脫離職場太久、擔心我沒人照顧，未來生計堪慮。

就在我為父親病況擔憂，全力攻讀醫書卻又不得其門而入之際，正好北京同仁堂的台灣總代理即將在台北開店，並在台徵人，頓時，老天爺那「此路不通」的燈號似乎又亮了起來，學醫的念頭在我心中蠢蠢欲動。

從小我對中藥的氣味就有種莫名地喜愛，小時候作文寫「我的志願」時，甚至立志要當中藥店老闆娘！若能去中藥材界首屈一指的同仁堂工作，或許能為我的學醫之路開一扇窗。在投了履歷、經歷三次面試之後，我錄取了！進入同仁堂後，我從中醫基礎理論、中醫診斷學、中藥的藥材學、珍貴藥材的鑑定等開始學起，正式開始我的中醫「浪學」之路。

養生浪學經歷

「天下沒有不死之藥，只有養生之道。」

學醫過程中，曾在老典籍上看到這樣一句話，不但深得我心，也影響我日後專攻醫食同源，立志從食物中找到養生方法。這句話就是——「天下沒有不死之藥，只有養生之道！」

學習醫理與養生之道，同仁堂是我的第一站，這招牌有三百多年歷史，無人不知曉，當時同仁堂剛準備在台灣設店，不但許多台灣中醫藥界的同行等著看好戲，法律限制也不允許同仁堂進行醫療行為，於是台灣的總代理想出對應的竅門，將經營重點放在養生上，給予上門的顧客養生建議，並販售同仁堂引以為傲的頂級藥材。

我從小對中藥的氣味有著莫名地喜愛，只要空氣裡瀰漫藥草的香氣，我就會覺得有安全感，中藥櫃那一格一格的小抽屜，每拉開都是一個驚喜，能夠進到同仁堂工作，對我而言有點不太真實，在我一路順遂的前半生裡，根本無法預料人生下半場會有這樣的峰迴路轉。

我在同仁堂的工作是諮商師，簡單來說，就是評估客戶的狀態，給予客戶購買同仁堂商品的專業建議，很慶幸我醫理浪學的第一站是落在同仁堂，三百多年的大器，很快地教會我做為一位養生諮商師該具備的基本態度。

同仁堂從不要求諮商師誇大養生效果，相反的要我們講出來的話越保守越好，要對自己說出的話百分之百負責。事後從實際經驗中體認，諮商的對象所尋求和期望的結果往往不夠實際，大多數人渴望在最短的時間內得到最好的效果，人性渴望付出最少來換取最多，因此可想而知達成的效果往往與期待有所落差。所以我們寧可選擇保守的說法，不要造成顧客錯誤的期望。

識參磨功夫

北京同仁堂有三百多年的歷史背景，在雍正年間即為清宮御藥房供應。我在同仁堂期間，對一項藥材特別有興趣，也花了極大的功夫鑽研，就是「參」！

原因很簡單，野山參等於是同仁堂的招牌。長白山是清朝皇室認定的龍脈所在，列為禁地，而這個禁令同時也保護了長白山的自然生態數百年不受人為破壞。長白山頂實際上是一個相當寬闊的環形火山口，火山口中心即為天池，整座山涵蓋的範圍，最高海拔高達2,750公尺，整個環境就是高等野山參生長最好的條件，而御藥供應的歷史背景，同時也是中醫藥最大的國營企業，使得北京同仁堂的野山參不僅是招牌，更是珍貴的主要藥材。

台北旗艦店設立後，既然得以養生為主要訴求，高級野山參自然成為首推的養生藥材。幸運的我，竟然被台北的北京同仁堂任派為專門管理和操作野山參的人。

為了認識野山參我花費不少時間，甚至為了能夠深刻地感受野山參的靈氣而吃過三個月的全素，但所有的付出讓我覺得非常有價值。

要知道，野山參的生長是很艱難的，同時要配合生長在原地不動至少三十年，種子的散播必須要是自然的風、蟲、鳥、獸經過或播種，內地出版的《中華人民共和國藥典》中即記載其條件為：野參山生，昔稱野山參，純野山林下自然生長的人參。東北人習慣稱為純貨。

當時同仁堂為了讓我「識參」，從北京帶來一本《野山參經驗鑑別》，這是一本系統化深入介紹野山參的書，我拿到後如獲至寶，這種第一手資料，連到圖書館都找不到，當下隨即奉為經典，苦讀一番。

至今仍常有人問我野山參有幾種？這個答案簡單到你無法相信，從古至今野山參只有真的和假的兩種；也就是純貨和趴貨兩種。

真品純貨指的是真正來自野外山林生長，在原始深山老林中自然分佈、自然繁衍、自然生長至少三十年以上的人參。種子必須是憑藉自然的風、水、鳥、獸傳播，任其在荒野環境中自然生長，沒有任何人工行為。野山參的成長環境非常嚴格，要有一個喬、灌、草、籐兼備的植物體系伴生，氣候需經酷寒，且需生長至少三十年不能被人移動、管理。因此野山參的特性為「野」和「老」，有多老？你知道高麗參通常為六年生，即為好的等級，但是三十年生的野山參還只是小參，大概只能長到小指般大小，這兩者之間的差距可想而知。

一支野山參的成長，分為前期、中期與後期，頭幾年因為養分大多要供予根、莖，有時還會呈現負成長的狀況，不宜取用；中期為三十到一百年的參，每一年頂多增重一公克；後期就是超過一百年以上。野山參跟人一樣會衰老，所以不是越老越好，最好的選擇還是三十到一百年的中期參。

近代透過衛星研究全球地質才發現，長白山正是全球富含微量元素最高的地區之一，也難怪長白山的野山參多年來流傳、甚至被神化有起死回生的藥效。

閱讀與實例相印證

同仁堂台北店的總經理，特別在店裡開闢了兩個大書櫃，裡面擺滿了從中國大陸引進的中醫藥書籍、藥膳食譜，這些書雖是對外販售，但只要店裡沒有客人就可以拿來看，而且每半年就會補充一次新書，簡直就像小小的中醫圖書館。

當時簡體字的書在台灣不多，台灣很少能看到這些紮實的中醫典籍，正對中藥一頭熱的我來說簡直如入寶殿，只要店裡沒客人，就形同我的「自修時間」。我常跟朋友說，要進入醫理世界不難，只要拿出當年準備聯考的精神，死K活記，一段時間後必定小有所成，但難在將所學醫理融會貫通，並推演出可供實踐的養生法，這就必須通過堅定不移地不斷實踐與驗證，沒有半點取巧捷徑可走。

在同仁堂每天爭取空檔讀書，我除了睡覺以外，時間都花在研讀上，並且樂此不疲，和藥材相關的「藥典書」因為和本職學能有關，我看得最勤，我記得當時有本掌上型的《常用中藥精粹便讀》（註1），因為尺寸輕薄短小便於攜帶，方便我每天狂K猛記。另外，《中醫藥應考必讀》這本書將中醫藥經過整理，也如同參考書一樣，非常好用、易讀。再進階就看《現代實用中藥學》，踏上認識中藥材之路，這三本是不可多得的好書。

記得初入醫道，有幾本書讓我獲益良多，像是北京中醫藥大學的教材《中醫診斷學》及《中醫基礎理論》（註2），初涉醫理必從望聞問切學起，這本書是很好的開端，在同仁堂做養生諮商，雖然不能把脈，但仍須根據望、聞、問的技巧，來接待上門的客人，詳細觀察、詢問他們的身體狀態，進而給予適當的建議，等於是讓我每天有實際操作的機會，給客戶具體的建議，並觀察他們之後的成效，這種接近臨床的醫理實踐，給我很大的滿足感。

我常說中醫的「望、聞、問、切」，切為末，但現今中醫看診，都先把脈，彷彿不把脈，就看不出個端倪。其實透過望聞問，就可以瞭解到病人百分之八十的狀況，把脈只是透過脈象做最後的確認。同仁堂被限制不能把脈（屬醫療行為），但也因此讓我特別重視望聞問，很多找我諮商學習養生的case都懷疑我是否通靈，不過聊了個把小時，全身上下的毛病甚至包含家裡的問題都猜得絲嚴縫密，其實，這才是問診的「正道」！

書看得多，就會想找其他的書來互相印證，很快的就從「藥典」跨到「藥理」，像是現在還有印象的《常見症的中醫治診調治》（註3），裡面有簡單的自診方法、辯證要點及治療方法，看完一段內容後我就會假設一個案例，跟店裡其他的同事一起討論、切磋。當時同仁堂有一位北京中醫藥大學畢業的藥師駐店，就成了最常被我諮詢請益的對象。

即便同仁堂讓我有初入醫道的快感，但每日讀書實踐之餘，總有一些想不通的問題困擾著我。最常見的狀況是，醫書中古老的藥方，書裡說這方子是針對何種病症使用，並可以起到何等作用，但若照著藥方使用，會發現實際上的效果是有限的，沒辦法把狀況完全調整好，只能改善卻很難百分之百的根除病根，或一段時間又再復發。這讓我不禁想起，不論是我或父親生病的時候，不論中、西醫，我們都認為只能靠正統的醫療，把身體交給醫生，他們就會修好還給我們，但有時連原因都查不出來，更遑論治癒，讓我懷疑人體當中，是不是有一種正統醫療無法達到的「變數」？當時我的見識還不足以知道這「變數」到底是什麼，但我始終認為它是存在的，而我想要追尋這個答案。

這些問題在我心中起了很大的疑問，醫書之外，感覺有很大一塊天地等著我去探索、吸收，並加以融會貫通，我相信解開養生之道祕方的鑰匙，在某個地方等著我去取。而在此同時，同仁堂也因為經營權的轉移，後繼經營管理者的理念和我一心追尋醫理的理想出現落差，工作起來也不再那麼快樂，種種客觀因素，讓我決心離開同仁堂這張大傘，重新尋回自己對探索醫理的熱情與感動。事過境遷，現在台北的北京同仁堂經營權又再度回到當初給予我滋養與栽培的經營團隊手中，我還常三不五時「回娘家」，如同當年一般跟他們討論養生心得。

深入民間中藥舖遊學

從自己生了一場大病，到父親過世、同仁堂的歷練，我對人生的無常已經瞭然，奮鬥多年的親情、事業、財富都有可能一夜間化為烏有，人生的無常非人力所能妄求改變，我的人生觀也從「求」到「無所求」，我的生活需求變得極其簡單，只要有一份工作可以餬口，並讓我持續追尋醫理，已經足夠。因緣際會，因為對古老事物的喜好，我到一家骨董店做銷售工作，同時自習養生不同門派。

也許是念力堅強，一天我去迪化街幫骨董店老闆娘買雪蛤，意外踏進有三十多年歷史的漢補世家中藥店，我跟老闆從雪蛤聊起，天南地北分享我在同仁堂習得的養生心得，以及自身對於醫理的看法，兩人聊得非常投緣，都覺得彼此可以從對方身上學習不足之處。

一家能夠開三十多年的中藥店，代表消費者對店家賦予的信任與情感，這背後的意義，簡單來說就是店家處理和保存藥材的堅持態度。中藥材的處理和保存方法是否認真、謹慎，對藥效差別很大，老師傅三十多年的經驗，始終如一的堅持，讓我對藥材與藥性的認識，達到另外一層境界。

漢補的老闆希望將傳統的中藥店轉型，重新與現代人的養生結合，因為聽到同仁堂給我的訓練是能夠用現代的銷售方式來賣古老的東西，因此他提議我可以把新的觀念帶進去，反之，我能夠在那裡學到關於中藥和藥材的經營手法、藥舖如何照顧這些藥材。我又回到工作與興趣相結合的正道上。

進了中藥舖後才發現，跟同仁堂這種不論價格或客群都「高高在上」的藥店比起來，漢補世家「入世」得多，也因此我能夠大量接觸真正一般中醫經常使用的方劑與藥材，等於補齊了我在同仁堂學不到的那一塊，也讓我見識到一家好口碑的中藥舖，必須如何孜孜不倦地，有如照顧孩子般地看顧藥材，才能創造數十年如一日的好品質。

對中藥舖來說，藥材大約可分為四類：一般藥材、果實類藥材、含揮發油脂藥材，另外就是珍貴藥材。藥材的關鍵在藥力，要維持藥力，則必須以最好的方式保存，其中的工作浩繁，非外人所能想像，即便是最基本的一般藥材，入庫前要先以50度C低溫烘乾四小時候晾涼才入庫。一般藥材賣價不高，工序繁雜，藥舖賺的真是「辛苦錢」。

貴重藥材雖然賣價高，卻也不好處理，像高麗參、西洋參等需放入5～8度C的冰箱，等要販售時才從冰箱取出。中國人鍾愛的補身聖品燕窩，則需以大風扇快速吹乾，以防燕窩變色，乾燥後放入5～8度C的冰箱。燕窩是容易發生霉變的「嬌客」，一旦產生紅斑就無法挽回，只能銷毀，所以伺候燕窩需要每天檢查，絲毫馬虎不得。

一家生意好的中藥舖，工作量是非常驚人的，藥材廣博、方劑各異，一天八個小時的工作時間，就是不斷地走來走去或爬上爬下地抓藥，每天上百張的藥單跟流水線一般，抓完後會由大掌櫃做確認，確定藥都沒有抓錯，這樣的壓力著實不輕。我當時心想：「老狗學不了新把戲，但我這隻老狗四十歲後卻不停地在學新把戲。」雖然學新把戲的心情是很愉快的，但體力實在不勝負荷，我的自學時間也受到很大的影響，不得不在短暫的藥舖生涯後，重新尋找符合自學之路的工作。

醫食同源的自體實驗

離開漢補之後，我應徵「廖叔叔健康屋」的工作，不久之後獲得面談的機會。在面試的過程中，我發現廖叔叔推廣「食物過敏」的學理，讓我有當頭棒喝的感覺，我恍然領悟了從同仁堂習醫以來，一路跌跌撞撞卻遍尋無門的「變數」，有可能就藏在這裡！因此我二話不說，馬上上班。

「廖叔叔」本身是念食品營養相關科系，因為自己從小身體不好，常常生病，有一次他生了場大病住院，整個禮拜無法進食，只能靠打點滴補充身體所需，但沒想到一個禮拜後，過敏的狀況反而減輕許多，引發他聯想到，是不是他的過敏，其實源自於食物？

廖叔叔跟我一樣，都是把自己當作臨床實驗、具體實踐的有心人，他開始記錄自己每天吃的東西，經過一段時間累積後研究出心得，原來某些過敏是因為某些食物引起的，藉由忌口食物來避免過敏的產生，他運用得越來越純熟，也建立起自己的一套理論，並開始幫助身邊的人。

藉由幫助別人累積臨床實證，哪些食物是因為長期的吃、吃的量大，才導致過敏，或某些人的過敏可以因為忌口某些食物而得到改善，不斷擴大食物引起過敏的範圍，就可以證實自己觀察的結論。他除了幫助找出過敏的食物之外，也配合一些高蛋白等保健食品，這確實使得被調整的人健康情況好轉，也因此事業經營得越來越好。

我進入廖叔叔健康屋工作後，更加認定長久以來一直尋找那個影響中、西醫療效的「變數」，就是食物！我將廖叔叔的食物過敏理論，跟自學的中醫理論互相驗證，並且用我自己的身體來做實驗，發現效果之好超乎想像，而我若保持忌口一段時間，之前的不舒服狀況也能不再復發，此一結果讓我有如發現新大陸，非常興奮。

我在諮商的過程中不斷體認到，很多人的問題來自於「火」，就是中醫的上火反應，對中醫來說處理「火」這件事非常簡單，透過望聞問切來得知病患上火的癥狀，配合食物過敏的反應，抓出需要忌口的食物，透過中醫調養讓身體自然的恢復功能，並以食物控制讓身體不再「發炎」（即上火），病痛的癥狀即可獲得有效的改善。

古人說「醫食同源」，我找到了兩者之間連結的鑰匙，當然躍躍欲試，像「紅豆蓮子茯苓湯」就是在此時想出。我記得在同仁堂期間讀到《神農本草》將所有的藥材分為下品、中品和上品——上品無毒，主養命，可久服；中品主治病，無毒或有毒，多為補養兼有攻治疾病之效；下品多有毒，不可久服，多為除寒熱、破積聚的藥物，主治病或外用。在這個學習的過程裡面，有一味藥材特別讓我有興趣的，就是茯苓。

會注意到茯苓，是因為小時候我很愛吃茯苓糕，有些典故說茯苓糕其實只是米做的，因為清朝反清復明時，被用來中間夾紙條當作傳遞訊息之用，所以「茯苓」和「復明」音似，故取名叫茯苓糕。不管茯苓糕究竟是不是用茯苓做的，對我來說都是童年的味覺記憶，因此我對它特別感興趣。

茯苓這味藥正屬於上品，久服可以健脾、安神、利水、滲溼，但茯苓要如何食用，可就讓我煞費苦心了，我曾經用茯苓來做發糕，結果並不理想，口感不好。當時我曾研究過紅豆「薏仁」蓮子湯，後來觀察到我的身體無法消受，因為薏仁太寒，使得身體女性分泌物增多。後來我想紅豆蓮子湯本來就很好吃，又有養生的效果，紅豆本身就有利水消腫的功效，而蓮子可補中養神，加上茯苓效果更可以加乘，何不三者交融，做成「紅豆蓮子茯苓湯」？

想法雖好，但大家都知道茯苓的口感並不好，有人說很像吃牆粉，我記得自己剛開始試的時候，先把茯苓掰成小片，然後跟紅豆蓮子一起下鍋煮，吃完第一碗，我的口腔黏膜和舌頭都被磨破了，而且茯苓吃起來幾乎嚼不動，如此即便再有療效，無法入口也是枉然啊！

後來我才動念，應該是茯苓得先經過軟化處理，因此試著將茯苓泡水，從泡一個小時、兩個小時，到泡四個小時，後來發現泡兩個小時效果最好，然後掰成小片和紅豆蓮子一起煮。

我開始把「紅豆蓮子茯苓湯」當成日常點心來吃，持續一個禮拜吃幾次，後來發現我整個人瘦了一大圈，同時臉頰也變窄，消水腫的效果驚人，之後我建議身邊的朋友吃，每個人都告訴我吃了以後消水腫的效果真的很好。

我的所有養生經驗，都類似紅豆蓮子茯苓湯，是自己活體實驗來的，當然也包含許多與朋友分享，這些朋友覺得有正面效果，自發成為我的實驗對象。

「紅豆茯苓蓮子湯」的成功給了我很大的啟發，我發現結合中藥材、食物過敏，消除人體因上火引發水腫反應的路子是走對了，中藥材取得方便容易，像茯苓這類的藥材非常便宜，成效卻如此卓著，不用花大錢就能達到目的，這樣的調養方式應該能夠造福更多的一般民眾。

很可惜的是，廖叔叔雖然也認知到上火反應對人體的影響，但在保健食品裡面，對於上火可以使用的東西和中醫的理論是非常不同的，因此他們希望我盡量不要談論中醫的理論，我想這也不能說他們不對，畢竟他們主推營養品，但我無法忍受自己的學習受到限制，只能選擇離開，堅持自己的研究。

走上不回頭的擇食之路

從這時開始我好像武俠小說中描述的「打通任督二脈」，從同仁堂開始對中醫醫理的學習，到廖叔叔的身上學習到藉由營養學攝取到對身體好的、正確的營養素，並且體認食物過敏對人體的重大影響，再將中醫、營養學、食物過敏三大元素加以融合，我頓時覺得空間寬廣了起來，針對養生的各種癥狀，都可以從這三者融會貫通處，找到解答，我興奮地發現，屬於我自己的養生之門，已經在不知不覺中打開。

在此同時，我不間斷地用自己做實驗，也開始幫助身邊許多朋友，以「食療」之法**來實踐養生**，我的養生法不教旁門左道，只教朋友正確的飲食觀念，**避開上火食物，並攝取正確的營養素**，看似老生常談，但朋友們驚奇地發現，實踐下來不但有效，而且是速效，這樣的成績讓我更加振奮，也讓我發下豪願，希望可以用這些整合出來的心得去幫助更多人活得更健康。

慢慢地，我的學生越來越多，其中也包含了不少知名的影劇圈天王、天后，在他們的宣傳之下，找我諮商的學生越來越多，很多人覺得我很兇、很嚴格，那是因為我急，我看到一般人要把身體調好其實很容易，但心思太雜、干擾太多，往往和身體的需求反其道而行，失去健康後再仰賴對身體會有副作用的藥物，每每碰到這樣的學生，總是讓我沮喪不已。

找我諮商的案例五花八門，狀況也不一而足，這些案例的各種問題，以及我的諮商建議，在之後的章節裡我都會不藏私地完整詳述，雖說個案不同，但總歸的結論卻是一致的——**我們的身體就像個小宇宙，它會隨著大宇宙而行，日出時身體需要能量來運作，一天所需耗費的體力必須在晨間補充；日落時，身體也會進入準備休息的狀態，儲存明天的所需**，但現代人忙於工作、玩樂、放縱……不願跟隨自然法則而行，而習慣用大腦來控制身體的運作，當身體被消耗到某種程度，你的身體就再也由不了你。

我常對學生說，對待自己的身體，就有如尊重甚至敬畏整個宇宙，身體是我們最好的情人，你傾聽它的感覺、需要，並且盡力滿足它，它會給你比情人更可靠的回饋，身體不會說謊，你怎麼對它，它怎麼對你，屢試不爽。

「天下沒有不死之藥，只有養生之道」，正是我義無反顧前進的道路！

註1

《常用中藥精粹便讀》由天津科技翻譯出版公司出版，一本掌上型的藥劑用法。《中醫藥應考必讀》由上海中醫藥大學出版社出版。人民衛生出版社的《現代實用中藥學》是一本藥典，這本書前面有中醫基礎理論，其中包括：1.處方用名2.藥材特徵3.化學成分（把藥材分析出所有的成分）4.藥理研究5.性味歸經（如性溫、味辛、歸肺和腎經）6.功用主治7.臨床來源（如哪個醫學中心、治療過多少人以及什麼例子）8.用方用量（使用上的禁忌與同質性的藥物比較）。

註2

《中醫診斷學》這本書中我習得中醫的一些基礎論述，包括望聞問切；望者指神、面色、望形態、頭顱、五官、九竅、皮膚、脈絡、排泄物、舌；聞者指聲音、氣味；問者指一般狀況、生活習慣、家族病史、問起病、現在狀況；切者指脈診。但我學養生不醫病，所以不學切脈。另外還有八綱：表、裡、寒、熱、虛、實、陰、陽。辯證則包括：氣因、氣血、津液、臟腑、筋絡。這本書中還有非常實用的「視診和辯證的應用」以及「症狀鑑別診斷」等。

《中醫基礎理論》這本書也帶給我非常多的知識。從中醫學理論體系的形成和發展、唯物觀、辯證觀；陰陽五行中陰陽的對立制約、互根互用、消長、平衡和相互教化。五行木、火、土、金、水的特性，事物的五行屬性推衍和歸類，譬如：左為陰、右為陽；腹為陰、背為陽；女為陰、男為陽；四肢外側為陽、內側為陰；上部為陽、下部為陰。若以臟腑來分：五臟屬裡，藏精氣而不洩故為陰；六腑屬表，傳化物而不藏，故為陽，陽盛則熱、陰盛則寒；陽虛則寒、陰虛則熱。同時更有陰陽學說在中醫裡的應用。

註3

上海教育出版社出版的《常見症的中醫治診調治》，也是我非常熱愛的一本中醫相關書籍，作者余小萍和顏德馨，其中顏德馨是同濟大學中醫研究所所長、余小萍是上海中醫藥大學附屬光醫院老中醫經驗教研室副主任。這本書講述基礎的日常治療和保養，譬如：感冒怎麼分、自診的方法、診斷要點、辯證要點以及治療與調養。還包括簡易效方、食療方等等，另外它還提供外治法，譬如：按摩鼻翼、泡腳、熱敷等等；以及中成藥，如牛黃解毒丸等等。我個人就是著重在食療方，這本書讓我受益良多。

養生需身體與心靈統合

從離開同仁堂之後，我不斷尋求各種養生理論，在融合中醫、營養學、食物過敏三元素之後，學生實踐的成果讓我驚喜，但我從他們的身上發現，有許多的癥狀，源自於情緒或深層的心理問題，例如我有許多學生是企業主，或企業的高階主管，他們共同的問題通常源自於壓力，導致失眠、生理時鐘紊亂，連帶著我所開給他們的擇食清單，也無法按時、按品項徹底地去執行，因此我開始去瞭解在全人療法之外的自然療法。

中醫基本上算是全人療法，根據病灶去瞭解身體發生的狀況，但我發現中醫的全人療法一樣有缺陷。全人指的是我們的身體，但是一個人除了身體之外還包含了心靈，身體健康發生問題，也有可能是心靈因素。所以當我開始接觸自然療法和全能療法，我認識到了心理、情緒治療這一塊，在西方來講這中間有很多門派，但我相信最後是可以統合的。

外火好滅，內火難搞

情緒和身體會產生交互反應，我開始意識到這一點，是在我學習擇食的養生之道的過程中，提及內火和外火此一論述時所發現，一般來說，造成內火的首要原因就是晚睡或情緒大幅波動的影響，而外火則是指因為吃進上火食物所引發導致。在我的學生案例中，外火大多可透過「擇食」的方法來消除，獲得良好甚至斷根的改善；但內火一事，就涉及到當事人的觀念轉變，知易行難，也是我在諮商中碰到最棘手的問題。

很多第一次來找我的學生，都會被我漫長的諮商過程嚇到，我不要求看健檢報告、病歷數字，但會花很長的時間「問」，包括學生的職業、工作習慣、每日作息，甚至家庭生活、壓力來源、人生目標，在這些問答之間，配合上學生的身體所產生出的癥狀，我就大約能有效地判斷「內火」與「外火」兩項交叉因素的影響，也因此，我給學生的建議，除了「擇食清單」外，也會給予他們生活作息及情緒控管的建議，若學生聽得進去，兩者雙管齊下，成效之快通常都會讓當事人大吃一驚。

我記得在我開始做諮商初期，當時我的明星學生還沒那麼多，有位四十出頭歲的中小企業主來找我，我觀察他眼屎明顯，臉上痤瘡嚴重，上火得非常過火，他劈頭就說：「邱老師，你都不知道我們這些小公司的老闆壓力有多大！公司越賺錢我越擔心，怕員工跑掉、怕同業競爭、怕明年不知道還賺不賺得到錢，所以我只能一直拚，每天都工作十四個小時以上，但還是擔心到常常失眠睡不著，怎麼辦？」

高階主管的「內火」如此嚴重，代表一般人不知道該如何處理「情緒」，讓工作與生活和平共處！我們都知道在職場要走得長久，就要控制自己的情緒，但大部分的人都用壓抑的方法，選擇不去看、不去想，先解決眼前的事情就好，後面的事等發生再說。這樣的處事哲學固然可以讓你先順利地把一天的工作做完，但是情緒卻會隨著壓抑不斷地累積，身體的內火也會越燒越旺。

正面情緒提供身體修復能力

很多人認為：「有哇，我有解決情緒呀，我下班都會去發洩。」但發洩情緒的方式就是回家打電玩、去夜店跟朋友喝酒，或者唱卡拉OK之類。還有人認為運動可以紓解壓力，購物可以發洩壓力。我碰過許多學生會說：「我知道我有情緒問題，但我有宣洩的管道，我運動、購物，運動完很累，睡著後就什麼都不會想啦。血拼的時候我很開心，就會忘記我的壓力呀。」

在我的諮商經驗裡，這樣的學生好多，他們口中「有效宣洩情緒的方法」，其實對身體狀況沒有太大幫助，這樣的方式只會讓情緒被內化壓抑地更深，負面情緒久了就會變壓力，而日積月累的壓力，才是造成身體內火嚴重的根源。

仔細想想，我們從小到大的成長環境，父母、老師，學校或社會都沒有教我們該如何處理壓力和情緒這門功課，我的前半生還在職場上打拼時，其實也跟我的學生們一樣。我人生最低潮的時候，是在我開完刀身體非常虛弱，右手又癱瘓的時候，我並不是左撇子，那時卻只有左手能用，就連吃飯也是個大工程，可以想見我有多沮喪，但令人匪夷所思的，在這樣的人生低潮中，我的心靈卻比生病之前來得充滿愛和平靜。

我曾跟好朋友談到此事，覺得好像經歷這場大手術，身體的某個按鈕壞了，再也回不去當初那個職場上的女戰士，我變成一個連我自己都不認識的、充滿愛和慈悲的人。後來深究原因，我發現在人生最低潮、最需要愛與關懷的時候，我的父母和家人給我極大的支援，醫生和復健師不斷地給予鼓勵，可能是因為在那段時間，圍繞在我身邊的都是由愛所構築的正面力量，讓我不致於因為身體殘障而產生怨懟，就算是造成我右手癱瘓的醫師，我也沒有怨恨。

我的復健師原本要我有心理準備，她認為我的手就算恢復，也不可能完好如初，但沒想到經過三個月的努力後，竟然毫無徵兆地突然之間復原，而且百分之百的完全恢復功能，復健師一直搖頭說，這真是他從沒見過的奇蹟。

我記得那段辛苦的復原之路，由於我受到了滿滿的愛與關懷，當時我看待任何事情，周圍都好似鑲了一層金黃色的邊，平安與喜樂是很自然地由心底而生，我回顧庸庸碌碌的前半生，一直到手術發生右手癱瘓的時間點，那個關鍵時刻成為我人生的轉捩點，我相信奇蹟幸運地發生在我的身上，跟當時充滿愛的能量有關，直到現在，我一直心懷感恩地接受別人給我的愛和關懷。

康復之後，我變得會時時檢視自己的心靈，並且領悟到：「是不是我們一定要失去所有，才能打開另一雙眼睛、看到另一些事物？」因此，我常常跟學生講，不要害怕失敗、不要害怕失去，有時候失去只是一個過程，這個過程會讓你打開另一雙眼、另一扇窗，讓你接觸到另一個充滿愛的世界。

透過這次的經驗我強烈地體會到，情緒對於身體的修復有很大的幫助。剛開始我鑽研養生時，我並沒有意識到這點，在幫朋友做養生建議的時候，我都是先以調身體為主，幫他們篩選出會造成身體不舒服的食物，建議他們該怎麼吃，以及該補充那些營養。雖然他們都照做了，也的確有效果，但成效參差不齊，我覺得其中仍有變數存在。

當我跟朋友深入討論後，我發現結果變異幅度較大的人，多半在他們開始調養的同時，有比較大的情緒問題，或者碰到了人生重大的難題，進而產生極大的壓力，這讓我開始反省，光是靠我從中醫、營養學、食物過敏三元素所融合出來的養生法，仍有其不足之處，而這個部分，可能就潛藏在情緒調整裡。

當我們瞭解身體的運行，會發現一個人的身體狀況其實可以反映出他的個性，有些人無意識或無目地的暴飲暴食，其實不是身體的需求，而是情緒上的紓解，如果不面對這個問題，我給朋友的養生建議，就不可能得到完整地執行，但這時候的我，還沒有能力去幫助朋友調整情緒，我察覺自己還得繼續學習。

遇見心靈導師找到健康變數的關鍵

我一開始幫助朋友調養身體時，遇到一個對我產生極大影響的人，我的好友Fenny。她曾經在美國學設計，回到台灣她為了自我療癒，先是接受催眠，感覺到真的因此打開了某些心結，對人生中的遺憾得到釋懷，也因此她開始嘗試在台灣學習催眠。

經過一段學習催眠的時間，她想要追求更高深和專業的技巧，因此回到美國，準備拿催眠師的執照。多年以後，她回到台灣，從一個前衛的ABC「憤青」，變成了完全不同的人，她沉穩、沉靜，在她身上已經完全感受不到曾經對生命的反抗和憤怒，我很好奇她經歷了什麼？為什麼對生命、對人的態度乃至於呈現出來的氣質，都徹底改變？

後來Fenny才告訴我，在美國她不僅學了催眠和心理諮商，之後仍嫌不足，因此又學了靈氣和顱薦骨（註1）。因為志同道合，我和Fenny在同一個身心靈中心開養生的課程，如果來的人有興趣，就由我給予飲食調養的建議；Fenny則給予心靈的諮詢。

一起工作的期間，我從 Fenny 身上學到許多心靈的專業，她也成為我的點化師（也就是靈氣中開頂輪的動作），讓我可以接收到宇宙間正面的能量。

點化師必須是個身心靈有正氣的人，可以接收到靈氣（註2）就必須有其道德的標準，才能為靈氣的能力用在何處把關，而 Fenny 是一個很嚴格的老師，雖然我的志向並非當一個靈氣的點化師，但我從 Fenny 身上學習到非常嚴謹的態度，並接觸正統的心理諮商，以及靈活運用的靈氣，等於幫我在養生之路上開了另一扇窗，我也把自己多年來尋求自我療癒內在心靈創傷所得到的心得，加以融會貫通，並一步步運用在我的養生諮商上。

身心靈全人版擇食療法

首先我用在一些會有「溜溜球反應」的學生身上，意思是有些學生經由食物過敏源的排除，建立正確的飲食，的確得到很大的改善，但總不如我預期的好，這種學生多半會變成一種波浪型的改善過程，就是所謂的「溜溜球反應」，好一陣、壞一陣，我進一步和諮商者相印證，當對方告訴我身體的某些狀況，我會詢問他是否有某一些特定的情緒，往往都會得到肯定的答案。

舉例來說，我曾經有一位學生，父親有嚴重的肝病、母親甲狀腺亢進，當她來找我諮商時，體質非常寒，一般來講寒性體質都跟家族飲食習慣有關。另外，她跟先生從結婚後就想懷孕，但一年多來，始終無法順利懷孕。不僅如此，她同時還有大腸急躁症、皮膚的狀況極差，上肝火的狀況也非常嚴重。我看到她身體的分析，同時瞭解家族病史之後，我說：「妳母親應該是個很強勢並且脾氣不好的人，妳父親應該多半是忍讓母親，但退無可退時他也會還擊」，接著我直接問：「妳們家應該從小有家暴的問題吧？」

她當場眼眶就紅了，接著開始哭。後來她反問我是不是通靈，為什麼從身體可以看出她父母親之間的關係，甚至是家暴的歷史？

老實說我不會通靈，我只是從身體狀況、家族病史與遺傳來判斷家庭成員的性格。一般來說，甲狀腺亢進的人大多有著過度要求完美的性格，對自己和對別人期望都很高，若對方達不到期望就容易會感到憤怒，加上這位學生很容易退縮的態度，瞭解到她應該是在一個暴力環境中成長的孩子，因此碰到任何可能引起不愉快的狀況時，她會反射性地選擇退縮和逃避。

不論我舉自己或者是別人的例子，都只是為了讓大家能夠瞭解情緒與心靈是如何地影響著我們的健康，不正視這項問題，而只從病灶下手，身體就會用最直接的方式來提出抗議。

綜合我多年來的諮商經驗，通常情緒對身體的影響會有以下幾種：

當你常常**壓抑焦慮、不安的情緒時，一段時間後就會從胃、腸的問題反射出來**，如胃痛、胃發炎、胃悶脹、大腸激躁或腹瀉。**如果壓抑的是憤怒情緒，則會由肝的狀況反應出來**，如眼屎、無名火、膚色暗沉、大便祕結、食道逆流等。有些人經常反覆出現的上呼吸道問題，如扁桃腺發炎反應、咳嗽不停、常覺喉嚨有痰咳不出，如果求醫後無太大效果，請你想一想，最近是不是有某些恐懼的事情因你自己害怕面對而壓抑下來？**不要逃避，誠實地面對造成自己情緒問題的原因，認真地去學習調整的方法，或者尋求專業的幫助，才是根本解決壓力來源的正道。**

最後是我的貼心提醒：很多人經過一天忙碌的工作回到家之後，選擇用看電視來放鬆自己，但如果你覺得灑狗血的劇情或拿著遙控器不斷地轉台，並不能放鬆你的身心靈，不如就選擇水晶缽、西藏頌缽（註3），及古琴彈奏的音樂來個聆聽冥想吧。

只要有一張舒服的椅子或躺在床上，就可以悠遊在水晶缽共振的清靈音波、西藏頌缽曠遠幽冥的泛音波，或古琴的沉靜悠遠琴音中。讓音波振動帶動你體內的水分子振動產生共鳴，調整你內在的能量，幫助你回歸到平衡的自我。

註1

什麼是顱薦骨？

人體內腦脊髓液這個循環系統，將頭部聯結到薦椎形成一個整體，它由血管滲透出，也經由血管再吸收，整個腦脊髓液在體內循環時會產生一種規律的脈動，其頻率為每分鐘六至十二次，我們稱為顱內波動（cranial wave）。

和心跳脈搏及呼吸一樣，顱內波動也可以在我們的全身感覺得到。透過監測在顱薦系統內流通的腦脊髓液，引導師可以發現整個顱薦系統受阻的情形並感受到身體各部位活動的狀況，與顱骨、薦骨及尾骨各部位的活動情形，因為這些骨頭都直接和包覆腦脊髓液的腦膜組織相連接。

有趣的是，人體顱內波動的進化與在胚胎期的發育總比心跳脈搏或呼吸來得早。引導師以極輕柔的手法（不超過一枚十元硬幣的重量），順著這種原始的波動，可以將我們帶領到一個無比平和的境界——一種極舒服、充滿喜悅與深度放鬆的狀態。在這種狀態下，腦脊髓液的循環通暢無阻，中樞神經系統的環境也因而優質化，進而能增進神經系統與內分泌系統的機能，提昇整體的健康狀態。

顱薦骨平衡學很多正面的功效是依靠我們體內一種自然自我矯正行為的機轉，引導師雙手輕輕地觸碰，推動顱薦系統中腦脊髓液的流動力，改善整個內在環境，因而強化身體本身自我癒合的能力。

註2

什麼是靈氣？

靈氣即是宇宙能量，這種能量的品質和頻率即是愛——無條件的愛。當我們經由點化、開啟接受靈氣的頂輪，我們自己即成為一個傳導靈氣的個體，可以經由手勢來傳輸及調整能量，以及活化身體的能量場，幫助我們回歸體內最初的平衡。

靈氣較為普遍的分級是靈氣初階、靈氣中階、靈氣導師等三種階段。簡述如下：

*靈氣初階：啟動及調整靈氣能量管道。在這個階段的靈氣學習者的靈氣使用範圍主要在個人及家人。可以學習到靈氣的歷史與發展、靈氣運作的原理、認識人體精微的能量場、靈氣如何使用、個人手位放置位置、自然呼吸法。

＊靈氣中階：在這個階段靈氣學習者的靈氣使用範圍主要在個人的過去歷史傷痛及學習如何較有效地、針對性地療癒他人。二階靈氣學習完成者即可成為靈氣執行師，為他人進行靈氣療法。可以學習到靈氣符號的功用及如何使用、遠距離靈氣的運用、靈氣施行過程中療癒他人時可使用的基本手法及進行方式。

以科學角度解釋能量的運作模式、法則、人體能量中心脈輪及經絡的運作、空間淨化。個案能量狀態解讀及如何針對性地清理、提高與加強靈氣的能量，以達更高層次的靈氣運用，提昇及轉化施作個案時的靈氣執行師個人能量法。

＊靈氣導師級：是在培育靈氣老師（或稱教練）。可以學習如何幫他人做各級靈氣調頻（Attunement）。能量銀行的使用。傳授能量治療的運用技巧、快速提昇及轉化施作個案時的靈氣執行師個人能量法。

但是為了確認有沒有需要接受師父級的學習，現在大多教學中心在導師階之前會多個高級班，可以明白學生的靈氣運用程度及讓學生明確瞭解導師級的實際目的與作用。一位好的靈氣治療師，不代表是好的靈氣導師，一位好的靈氣導師不必然就是優秀的靈氣治療師，因為取決於個人的生命藍圖、生涯計劃、天賦與使命、及個人學習經歷。

老師有好幾種，標準的優良老師，如同古人所云：師者傳道（心法）、授業（教技術）、解惑（解釋學生不懂之處）。但也有「三人行必有我師」這句話，指的是見賢思齊，見不賢則慎之戒之，所以不管遇到什麼樣的老師，不要忘了自己學習的初心，隨時調整自己朝著那個目標而行吧！

附加說明，根據我自身的經驗，靈氣的學習是終身的，隨著靈氣學習者的使用及個人經歷，在學習者個人的療癒範圍及學習者自身的潛能開發也是一直持續的。你個人的感知能力開發讓你能感受、引導和運作更高、更精微的能量。重點在持續不斷地使用靈氣。

註3

什麼是西藏頌缽？

西藏頌缽融合了金、銀、銅、鐵、錫、鉛、汞七種金屬元素，象徵天地元素的和諧圓滿。當頌缽深靈悠遠的音波或泛音波頻率進入人體時，會引起體內細胞的分子共振，形成漣漪震動式的音波按摩，能重新調整淨化並激發身體的能量流動，打開糾結、阻塞的脈輪，及疼痛不通的部位，解除固著的執念。

邱老師情緒管理教室

★擔心，是最溫柔的詛咒：擔心，是一種負面情緒，而且於事無補，請不要老是擔心身邊的人或事會出問題，因為擔心久了可能會成真，請記得把「我擔心……會出問題」轉換成「我相信……會一切順利」。

★祝福，是最強大的願力：過得開心且幸福的人，不會遷怒他人，做些讓別人受傷或難過的事，因此請記得，如果有人讓你困擾、難過或憤怒，讓你覺得受傷害，請祝他開心或幸福，如果實在無法祝福你的死對頭幸福快樂，至少可以祝福他「心寬體胖」。至於他會應驗心寬或體胖那就要看他個人的福報或業報了！

★做自己的心理治療師：當你生氣的時候，請靜下心來，幫自己做點分析。請想想讓你生氣的是事還是人，如果做這件事的是你喜歡的朋友，你還會生氣嗎？答案如果是不會，這代表你的怒氣是對人不對事，這時請你想想，為什麼會對這個人產生怒氣？是因為他愛占人便宜？逢迎拍馬？還是欺善怕惡？把原因找出來，然後問問自己，為什麼我會對這些行為如此反感？是否在我深層的內在，曾經因為這些負面行為而受傷，或其實這些負面行為就存在於我的黑暗面裡，你打從心底的厭惡可能是提醒自己黑暗面存在的防衛機制。找出自己真正的內在後，請學習誠實地面對自己，不只喜歡自己的優點，也要接受自己的缺點，除了神以外，沒有人是完美的，好好做個人就行了，不要妄想成為神。

★不要當一碰就爆的炸彈：當某些人的行為對你產生困擾、甚至激怒你的時候，請想想行為背後的動機，找得到動機，就能找出背後的心態，洞察心態，就可以找到保護自己的反制之道，或原諒對方的寬容力量。

★受傷的是自尊還是虛榮：同樣地，覺得受傷時，請想想受傷的是你的自尊還是虛榮？如果答案是虛榮，這是一個很好的機會，讓你把虛榮放下，不過也請記住，純粹的自尊是任何人都無法踐踏的！

第一章

明星都在學的養生法

良禽擇木而居，人要擇食而活

身心靈有問題，都出在我們的那張嘴

生物都有自我療癒的本能，但大多數的現代人都失去這個本能，找回分辨好食物的本能，為你的身體趨吉避凶！

所有動物都有所謂的動物性本能，當牠受傷的時候，牠會知道要先找一個隱密的地方休息，甚至自發性地去嚼食一些植物（草藥），而趨吉避凶更是動物性的自然天賦，反射性地避開危險基本上是不用經過思考的；人本來也具備這種天性，很多狀況，我們應該會有反射性的反應，因為自己知道這是危險的、是必須避開的，但為什麼我們的身體吃到不乾淨的食物或不對的食物會沒有感覺？甚至沒有發出警告來讓我們知道這個食物其實是不適合自己的？

絕大部分的原因來自過度複雜的飲食，以及情緒的混亂，造成我們本身變成一個身心靈失調的個體，慢慢地失去我們的靈覺（就是所謂的動物性本能）。

過度複雜的飲食，意思是現代人的飲食習慣多半會過度調味、過度烹調，並且烹調方法繁複；其實這個道理很簡單，就好比你拿起一塊生肉，如果它有任何不新鮮、難聞的氣味，你會比較容易聞得到，但如果這塊肉經過水煮後再加入醬油、冰糖久燉，然後又加入花椒、八角等香料，先不提這種烹調方式如何破壞蛋白質，事實上你很難再聞得出來這肉究竟新不新鮮；過於複雜的烹調方式，本來就一定會影響我們判斷食物的好壞。

而情緒混亂，則是因為現代人的生活以及工作都過度負荷；這肯定是許多人的共同困擾，卻也多半覺得無奈而放棄改變，久而久之失去調整以及自我平衡的能力而不自知，但這樣忽略照顧自己的情緒，必須承擔的後果你真的承擔得了嗎？

聽起來上述這些問題彷彿很無解，不要被嚇到，要找回做為一個人的基礎本能其實簡單到讓你驚訝的地步。

你用對油了嗎？基礎飲食三大原則

飲食前必須遵守與瞭解的三大原則，你做到了嗎？

①用對油開始

首先從我們攝取的食物烹調方式簡單化來著手，比方說，烹調的時間不要太久、程序不要太多，可以用水煮、清蒸，或者是溫鍋冷油炒食的方式，調味料盡量避開刺激性的辛香料為主。正確地使用食用油也是非常重要的關鍵，一般來說，沙拉油不適合高溫快炒、爆炒、油炸，最好的用法是涼拌；橄欖油、葵花子油則適合拿來拌炒，但不要用 Extra 或 Virgin 的橄欖油來炒，因為提煉過程的差異，Extra Virgin 橄欖油是適合當作沾醬或涼拌的。**正確的用油，可以攝取到完整的飽和與不飽和脂肪酸，提供身體運作所需。**

②不要一直吃同樣的東西

任何食物就算營養成分再好再高，都請記得不要長期大量食用，每一個人的體質都不同，對食物的分解、吸收和轉換的程度也不同，如果我們長期大量攝取某些特定的食物，當我們的身體沒有辦法完全吸收轉換的時候，可能開始出現不舒服的狀況，而這些不舒服的狀況就有可能是對這個食物產生過敏的反應，所以不要因為愛吃某樣食物，就餐餐都要，無它不歡，要記得給身體喘息的時間和空間。

③讓自己過敏的食物要避開

要避開過敏食物前，當然要先了解自己的體質目前屬於什麼樣的狀況，我們可以先從目前身體不舒服的狀況來著手，參考下一段所列舉的問題中，所提到的「致敏性」的食物是不是正好是我長期喜歡吃的食物？而我的身體是否又同時有這些問題？

如果答案是肯定的，我們就可以先從忌口這類食物開始做起，如果不舒服狀況真的跟食物有關，一般來講完全忌口一個月之後，應該就會開始感覺到情況好轉。接下來就很簡單啦，一旦你忌口一個月後不舒服的狀況有好轉，我會建議你接著至少忌口半年到一年，持續到這個不舒服的狀況完全消失。

很多人一聽到這裡都會瞪大眼睛問：「那我一輩子都不能再吃這項東西了嗎？」別緊張，並不是這樣的！當自己原本不舒服的狀況完全解除之後，你可以嘗試少量攝取引起問題的食物，如果一段時間後問題又重新出現，就再繼續忌口至少半年、再重新嘗試；如果每次只要一開始吃那樣東西，不舒服也跟著啟動，那就不用再掙扎了，除非你甘願不舒服也要吃，那誰也沒有辦法阻止你！但是也有可能在重新開始吃之後，你並沒有不舒服，那就可以記住——只要不要長期大量吃，偶爾吃是可以的。

如果你想要有一個基礎代謝率很高、老得很慢的身體，請開始認真地建立自己對食物的過敏反應紀錄，也要認真地去找出造成自己身體問題的凶手。

當一個人的身體常常處於神清氣爽、體態輕盈、充滿元氣和動力的時候，就表示你的身體開始變乾淨了，再加上如果懂得照顧自己的情緒、紓解負面的困擾，雙重影響之下會發現身體自我療癒的本能開始慢慢啟動，很多以前常常困擾我們的小毛病，也隨之慢慢消失蹤影。

不論是忌口或者任何照顧自己、瞭解自己的努力，都是為了讓自己過得更輕鬆健康，就看你願不願意了。

抓出殺了健康的元凶

原來，一切都是有跡可循，已經習以為常的小毛病原來並不是單純生活太忙、工作太累所造成，真正的元凶，其實是我們吃進肚子裡的東西。

最困擾現代人的幾個毛病——失眠、脹氣、過敏（包括鼻子過敏和皮膚過敏）、排便不順（包括便祕和腹瀉）、水腫、肥胖、青春痘、粉刺、毛囊炎、未老先衰……這些疑難雜症，你有哪一種？這些惱人的問題到底怎麼形成又該如何調理呢？

其實這些現代人常見的疑難雜症，大多和食物、飲食習慣及情緒有關，先來看看自己的疑難雜症是什麼，然後找出調整的方法。

一、讓人「氣不停」都是不專心惹的禍

生活中常常不分時、地的嗶嗶啵啵，老是「一肚子氣」，這是許多朋友或者來找我諮詢養生的人常提出的問題，那就是「脹氣」。這跟現代人常有的三個通病有關：

①不專心吃飯

大家吃飯的時候，不是配電視上哪裡又發生意外死了人的新聞，就是配報紙上哪裡又警匪槍戰的報導，根本沒有專心吃飯。吃飯的時候要盡量專心碗裡的東西，不要又是滑手機又是看電視、看新聞的，這些都會影響消化系統的運作。

②拿大、小、公、私事下飯

不論是在公司任居要職的大咖，常需要早餐會報、午餐會報的；一般上班族則吃便當同時與同事聊八卦、抱怨工作……有誰記得食物應該要慢慢地、充分地咀嚼？

事實上，吃得快就容易造成脹氣，邊吃飯邊講話也容易脹氣，沒有經過充分咀嚼而混合口水中消化的食物，更容易對胃造成負擔，甚至長期下來有可能導致胃潰瘍。除了要養成吃飯時充分咀嚼以及盡可能專心的優良習慣之外，再來就是要注意避免吃進一些容易造成脹氣的食物。

③特愛吃容易引起脹氣的食物

哪些食物可能造成脹氣？例如：

黃豆類（包括黃豆製品如豆干、豆皮、豆腐、豆花、豆漿、黃豆芽、蘭花干、素雞、素肉、味噌、毛豆、納豆、素火腿、黑豆、黑豆漿、豆豉等）。

糯米類（包括麻糬、粽子、油飯、米糕、湯圓、飯糰、紫米、糯米腸、豬血糕、草仔粿、紅龜粿等）。

另外還有竹筍（包括筍絲、筍干等）、奶製品（包括調味乳、優酪乳相關產品、起司、冰淇淋、煉乳、高蛋白牛奶製品、乳清蛋白等）、五穀雜糧類（包括小麥、大麥、燕麥、蕎麥、黑麥、小麥胚芽、全麥麵粉製品、糙米、胚芽米等）。

試著避免吃這些可能引起脹氣的食物，一段時間後看看自己的狀況是否有改善，如果有，那就恭喜你找到脹氣的凶手啦！

【真人實例：腸胃不再作怪】

顏小姐（因尊重本人意願，此處僅以顏小姐稱之）

年齡：31歲

職業：科技資訊業

主要調養重點：胃脹、腹瀉、胃潰瘍、鼻過敏

「顧腸胃為健康之本」

好東西就是要和好朋友分享，我有一群好朋友，常常會分享彼此的心得，什麼東西超好用的、什麼東西實在是便宜大碗又經濟實惠，藉由朋友間彼此的分享，確實讓我掌握很多很棒的生活資訊。邱老師的資訊就是在這樣的分享中得知的。

乍看起來，我的身體狀況其實還OK。曾經有鼻竇炎的困擾，可是經過手術治療後就沒什麼大礙了。工作上雖然忙碌，但一切都在掌握之中，所以好像也沒什麼太大的壓力。後來因為媽媽生病，一度讓我非常擔心，然後開始常常覺得胃不舒服，後來去看醫生檢查，才發現有輕微的胃潰瘍。雖然胃不舒服給自己增添了一些困擾，但

好像吃過藥後也還好，所以也沒有太在意。

後來是和好朋友碰面聊起，朋友馬上告訴我她之前也是有些身體不適但沒有特別在意，沒有想到後來情況越來越糟，造成生活很大的影響，結果是因為去跟邱老師諮詢，弄清楚了其實一切肇因於自己的生活作息和飲食習慣，經過調養後，不但解決了惱人的問題，身體狀況還比以前更好，面對工作生活的壓力也更有能量處理。

因為朋友在台北工作，而我是在新竹，異地兩隔，大部分是電話聯繫，見面的機會較少，所以我也發現她和我上次見面時的樣子有很大的不同。最明顯的是體態變輕盈了，沒有化妝的她卻散發著好氣色，講話時精神奕奕，笑容也多了。上次碰面聊天時感覺她精神狀況很糟，聊天時顯得有些急躁，好像也很容易不耐煩；而她也深受睡不好所苦。後來我和老公也常聊起她的狀況，猜想她是不是因為工作生活壓力太大，很擔心她的身體健康。

看到她經過邱老師的指導後有這麼大的改變，心裡很為她高興，也不免好奇，這位邱老師究竟是何方神聖，居然只是藉由幾張問卷、察言觀色就可以精準地提出具體的建議，讓我這位好朋友可以有這麼大的改變。深入瞭解後，我想到老公長年的困擾——濕疹，還有他的鼻過敏非常嚴重，如果邱老師可以幫助他解決這些問題，那就太棒了！

原本以為和邱老師見面不過就是談談身體狀況，然後邱老師對我們察顏觀色一番，再提出具體的食療建議就可以了！沒想到這個諮詢一點也不馬虎，雖然朋友之前有和我聊到她第一次向邱老師諮詢時有填寫問卷，但我沒想到這問卷竟然這麼費工，密密麻麻的問題，填著填著竟然發現——嗯……這上面說的狀況我好像也有耶！仔細想想，我好像腹瀉的情況也滿多的；對耶，其實我好像也挺容易疲倦的；確實好像也常常腰痠背痛……

原來，一切都是有跡可循，已經習以為常的小毛病原來並不是單純工作太累所造成，真正的元凶，其實是我們吃進肚子裡的東西。

「所以，我的體質真的不能吃蛋嗎？」

「我的體質青菜不可以生吃？但是煮熟的青菜營養不是容易流失嗎？」

「嗄，黃豆可能會造成脹氣，所以我的胃才會那麼不舒服哦？」

哦，天哪、天哪！原本為了健康著想，我還特別每天自製豆漿當早餐，然後吐司夾蛋加生菜，這全都錯了嗎？這不是營養又健康的最佳飲食嗎？這個傳說中的健康飲食真的就是造成我胃不舒服、容易腹瀉等等問題的元凶嗎？

吼！錯誤的認知真是害死人了！我原本還在想，我每天都讓老公吃得那麼健康，那麼營養，為什麼只長了肥肉，對於身體健康卻沒什麼改善？而且，老公的嚴重濕疹、鼻過敏問題，幕後的黑手其實就是我！這真是晴天霹靂呀！

老師還提醒我，要攝取優質的蛋白質，所以要攝取足夠的肉類。

「可是，老師，我其實平常都吃很多肉欸！」

「但是妳吃的不是優質蛋白質。」

不是說優質蛋白質是從肉類攝取嗎？我吃了那麼多肉，邱老師卻又說我攝取的不是優質蛋白質。

「那是因為妳所吃的肉經過過度的料理，烹調的時間過長，會造成反效果。」

邱老師說，肉類烹煮千萬不要超過十五分鐘，像火鍋的料理法，將薄薄的火鍋肉片放進鍋中涮一涮，熟了之後立刻吃，其實是最正確的吃法，以避免煮太久破壞肉的蛋白質。

我們一般在煮肉的時候通常會加入蔥、蒜等調味，這也是大錯特錯，因為這些東西反而會讓我們的身體容易上火，讓身體在本來就發炎的狀況下持續發炎，情緒也會焦躁不安，晚上當然也睡不好覺。

「還有，以妳目前的身體狀況，魚也是不可以吃的。」

嗄？這個不能吃，那個要忌口，那我還有什麼可以吃的呀？好險，邱老師開出了她的食譜建議，教我可以選用的食材，並且教我如何用中藥材煮雞湯。看著食譜上羅列的項目，唔……其實情況也沒那麼糟，以前不過是因為自己對食物有固定偏好和既定認知，一旦把眼界打開，其實可以吃的東西相當多。後來我才知道，當味覺回歸到最原本的狀態，吃，變成了相當簡單的事，我們身體的需求其實也很簡單。

照著老師指導的方法，我和老公展開了新的飲食之旅。剛開始當然有些不習慣，以前早上是喝豆漿，現在是喝雞湯；以前是吐司夾蛋配生菜，現在是法國麵包夾肉片，或者是燙青菜配白米飯，做起來並不複雜。而真正最不同的，是我腸胃不舒服的問題很明顯地消失了，而因為身體暖和了，腹瀉也消失了；晚上可以很自然地入眠，第二天早上醒來精神飽滿，長時間工作也不會累，腰痠背痛的情形也不再發生。除此之外，還有個小小的獎賞——我的體重減輕幾公斤，小腹也變緊實了！看來，我不只找回了真正的健康，也可以放心地懷孕，準備孕育一個健康寶寶囉！

二、別逃避，睡不好一定事出有因

我身邊碰到或者認識的人當中，沒有睡眠問題的反而是少數，大部分的人都會如下形容自己的睡眠：

「我很難入睡，躺在床上翻來覆去總要好久。」

「常常好不容易睡著，卻又一下子就醒，醒了就睡不著。」

「躺在枕頭上就是無法控制地東想西想，根本無法停下來，我也沒有辦法控制。」

一堆諸如此類的說法。相信大家對於以上這些說法會覺得很熟悉，好像就在說自己一樣，因為對許多人而言，睡眠本身已經變成一種壓力而成為擾人的事情。

我們先從瞭解影響睡眠的因素著手，然後再看看能夠幫助自己什麼。影響睡眠的原因很多，其中有三大成因是最常見的，那就是肝火、刺激神經的食物以及內在的情緒問題。

①眼屎、口臭、易怒，就別再吃這些東西

許多我們平常不經意吃到肚子裡的食物，其實很有可能正是影響我們的睡眠於無形之間。

許多上班族必須成為外食族的處境是值得同情的，因為大部分的外食環境都十分惡劣，到處充斥著味精、麻辣、香油及食品添加物，更別提烹調方式多半都是「高溫

油炸」、「高溫燒烤、碳烤」、「高溫烘焙」以及「高溫快炒、爆炒」的；在這些烹調方式下，外食族很容易吃進例如：沙茶、咖哩、紅蔥頭、紅蔥酥、薑母鴨、麻油雞、羊肉爐、藥燉排骨等上火的醬料和湯頭。這些過度烹調、過度精緻的「美食文化」，可一點都不「美」，它就是導致我們先天體質上肝臟容易出現狀況的遠因。

容易上肝火的食物，列舉如下：

高溫烘焙的堅果種子類：包括，芝麻、花生、杏仁、核桃、開心果、南瓜子、葵瓜子、蠶豆、腰果、松子、夏威夷果仁、米漿（含花生）等；因為要香、要酥脆，所以多半以高溫拌炒或烘焙，容易上火。

水果類：荔枝、龍眼、榴槤、櫻桃等。

飲料類：咖啡、市售黑糖薑母茶等。

我們可以從自己的日常身體症狀來判斷是否有肝火的問題，譬如眼睛早上起床有眼屎、乾、痠、癢、長針眼；嘴巴破、臭；手腳以及臉的皮膚顏色黯沉、臉上長黑斑；皮下脂肪瘤；便物色深、乾、硬等等症狀，情緒容易暴躁、易怒、無名火，就是代表你可能有肝火的問題囉！

要想避免上肝火，就要先學會避免吃那些高溫烹調的食物，以及先忌口相關的食物一段時間，然後再觀察自己的身體是否還有相關的症狀。

②你知道食物會刺激神經、讓情緒難安穩嗎？

每次提到「有很多食物是容易刺激神經」的時候，我的對象往往都會有不可思議的反應，這個部分確實可能是最多人不瞭解或者忽略的，而事實上，只要是有睡眠困擾的人，最好能夠避免吃刺激神經的食物，神經得要先安定，才可能有安穩的睡眠。

容易刺激神經而可能影響睡眠的食物，列舉如下：

包括鮭魚、黃豆製品、糯米製品、竹筍（包括筍絲、筍干）、巧克力等。

水果類：鳳梨、芒果、龍眼、荔枝、水蜜桃、哈密瓜、香瓜等。

蔬菜類：大白菜、小白菜、大黃瓜、小黃瓜、苦瓜、絲瓜、瓢瓜、冬瓜、芥菜（包括雪裡紅）、白蘿蔔等。

含有咖啡因的飲料：咖啡、濃茶、可樂、瓜拿納（Guarana）茶等等。

③別讓情緒隔夜，其實是有方法的

最後一項就是檢視自己的睡眠習慣，大部分有睡眠問題的人，都習慣在睡覺時不願認真睡覺，喜歡邊睡邊想著：工作如何更上一層樓、要從哪裡擠出錢來買 LV 新出的包包，不然就是把白天的煩惱困擾拿出來重新想一遍……久而久之躺下去之後越來越難以入睡，好不容易睡著了也是淺眠多夢，比沒睡還累！

首先，先調整自己思考明天該做事情的時間，不要在一天都結束後，躺在床上才開始想，最好能在下班時、準備回家前先整理好明天該做的事情。這樣當你回到家，只需要處理家中的事情和好好休息。

再來就是有太多人明明覺得很睏，但是躺在床上就是睡不著，並且越是叫自己不要東想西想，就越是會想東想西，我常聽到別人跟我講：「我沒有辦法控制我的腦袋，它就是會轉個不停！」如果真的什麼方法都試過，就是沒有用，那麼我只能說，若是真的無法控制自己的大腦停止想事情，起碼想一些對自己有幫助的事情。

有一些我自己在過去有睡眠問題時，嘗試過並且真的得到幫助的方法，提供給大家試試看：

①吐出不愉快、納入愛與關懷的呼吸法

當你準備睡覺時，成大字形輕鬆躺著，作腹式呼吸，數息（吸氣和吐氣為一次，一邊做一邊數算），慢慢呼吸，並且想像今天所有碰到的不愉快事情的感受，都隨著吐出來的氣一絲一絲地離開身體，再吸氣時，吸進來的是愛和所有的關懷。

如果反覆做到十次，此時你還未睡著，我還有第二種方法如下。

②辛勞身體需要被感謝

請你開始感謝自己的身體，把身體的每一個器官一樣一樣來感謝，譬如說：感謝我的頭腦今天一整天幫我分析事情、大腦運作幫我處理生活上需要處理的事情，感謝眼睛幫我看這個世界美好的事物……一路感謝到腳。

很多人也許會懷疑這樣的方式真的可以幫助自己入睡嗎？但我相信，其實我們所有的思考和說出來的話，我們的身體都感受得到，與其躺在那裡思緒飄忽，不如好好

跟自己的身體相處，不受打擾地好好感謝它為了讓你活下來所做的努力和付出。

很多時候我們把失眠當成一種詛咒，但其實它可能是一種身體對你提出的抗議，它希望不被打擾地跟你相處，所以學著不要再把失眠當成一種詛咒，應該感激，你可以好好謝謝你的身體，這也就是所謂的正面思考的力量。

【真人實例：拒絕吵鬧的睡眠②】

王逸安（女）
年齡：67歲
職業：退休公務員
主要調養重點：睡眠差、肩膀僵硬、手腳冰冷、焦慮不安、心悸胸悶

「調整飲食，我要活到一百二十歲！」

公務員退休以後，我為自己安排了充實的退休生活，在醫院當志工服務病人，在某基金會當志工幫有障礙的孩童餵飯，也在某個社會團體接聽電話聽人訴說苦楚。除此之外，我和其他志工也常常交換心得，聊聊媽媽經、兒女經，聽聽別人怎麼處理婆媳關係，如何照顧高齡父母。

像我這樣一個六十多歲的人，和先生共度退休後的生活，同時照顧高齡九十多歲的老母親，生活單純而規律，孩子們也有自己的生活天地，一切都很美好。我一直是一個很注重健康的人，飲食也很簡單，少油少鹽，不太吃肉，所以我的體重都維持

在標準範圍，除了血壓有些不穩定，平常也沒什麼病痛。像有些同年紀的朋友會抱怨身體不靈光、體力不濟、食慾不好什麼的，這些狀況我都沒有。

當然，我會這麼注重健康也是有原因的。我有高齡老母要照顧，這個擔子沒有健康的身體當然撐不住。同時我也認為把自己身體照顧好是為人父母者應有的基本態度。現在的年輕人生活壓力大，面對社會的快速變遷，龐大的經濟壓力，如果還要照顧生病的父母，實在是太辛苦了。如果我沒有顧好自己的健康，那我的孩子可就慘了！

既然身體狀況還不錯，為什麼會去找邱老師諮商呢？主要原因是我們家的老三——我的么兒。老三是室內設計師，工作忙碌的時候常常三餐不定時，熬夜苦撐更是免不了的，也因此年紀輕輕卻是常常一臉倦容，腸胃消化不好，睡眠品質也很糟。因為兒子並沒有和我們同住，我雖然很擔心他，卻也幫不上什麼忙，只能苦口婆心地勸他要記得吃飯、別太晚睡覺。沒想到一段時間沒見，兒子回來陪我們三位老人家吃飯，我發現他居然變了。不只是整個人神采奕奕、容光煥發，身體也變結實了。有趣的是，在我張羅晚餐時，兒子特別提醒我他哪些食物不能吃，哪些食物必須怎麼料理他才能吃。我本來就是個在乎飲食健康的人，既然兒子的改變是因為飲食而起，我當然聽話照做。

在晚餐時我們聊了很多，兒子敘述了他接受邱老師諮詢的過程，同時也因為飲食的改變讓他原來困擾許久的許多身體問題都改善了。然後他問我：「媽，我也幫妳向邱老師預約諮詢好不好？」

「有這個必要嗎？我的身體狀況還不錯啊！」老實說，看見兒子這個也不能吃，那個也不能嚐，我心裡很猶豫。沒錯，我是很注重健康的人，可是萬一和邱老師諮詢過後，發現我什麼東西都不能吃的話，那生命也未免太苦悶了。

「妳不是老說妳睡不好嗎？而且妳最近也常說妳的記憶力越來越差了。」兒子很認真地注視著我，「也許諮詢過後，只要稍微調整飲食就好了，妳就試試看嘛！」

「嗯……」其實我心裡也充滿了好奇，我雖然知道飲食對於健康的重要，可是光靠飲食就能夠讓健康改善，真的讓我挺想瞭解邱老師是如何辦到的。「好吧，你幫我預約吧！」

和邱老師見面後，她要求我仔細地回答她問卷上所列的問題，然後在諮詢的過程中，我這才發現其實我的狀況好像不只是我所認為的「除了血壓有些不穩定，平常也沒什麼病痛」這麼簡單。當然，毛病不是很大，但其實困擾不少。主要是因為有些年紀了，很多的不舒適是在自然情況下慢慢發生、慢慢適應，然後就不以為意，習慣了這樣的困擾。

仔細想想，對耶，我除了睡不好，肩膀好像也常覺得僵硬，手腳會冰冷，不自覺地焦慮、不安，偶會心悸、心口悶。原來毛病不算少啊！以前一直以為是因為我是個做事仔細、要求完美的人，所以心理影響了生理，才會造成這些現象，但邱老師告訴我，心理會影響生理，但錯誤的飲食習慣也會造成生理不適進而影響心理。而且我的體質虛寒，很多寒性的食材根本不能碰。

既然做了諮詢，也確實發現了許多需要改善的問題，我當然聽話照做。邱老師說，四條腿的動物我除了羊肉以外其他都不能吃（一段時間後又加上了可以吃適量豬肉），兩條腿動物的肉暫時統統都不能碰（因為我長期胃的狀況都不好）。這對我倒還好，我對於肉類本來就沒有特別偏好，這我做得到。

不吃蛋也沒問題，我本來就不太吃蛋；蔥、蒜不可以吃……這有點困難但可以接受；但是麵食完全不能碰實在讓我很為難（因為發酵類的食物也可能會讓我的胃不舒服或脹氣），我很愛麵食，雖然不會特別排斥米飯，但我幾乎每天晚餐都是以麵食為主，麵、饅頭、包子都是我的最愛。

所以，剛開始確實有段辛苦的過程，我到傳統市場買羊肉片，豬絞肉做成肉丸子；麵食攤一律避開，以免刺激慾望。挑青菜也有禁忌，偏寒的絕對不可以吃，像我本來非常喜歡吃地瓜葉，但邱老師說地瓜葉太寒，我也只能忌口。

不過，要怎麼收穫先怎麼栽，短短一個月我就清楚地感受到身體狀況的改善。原本困擾我的睡眠問題消失了，晚上不再睡不好，一覺到天明讓我開心不已，心情也變得穩定許多。這讓我更有信心，也更努力持續堅持這樣的飲食方式，精神狀況也越來越好了。每次我們這些志工朋友聊天，聊到生命的話題，我總說我要活到一百二十歲。別人都覺得詫異不已，問我活那麼久幹什麼，那多辛苦呀！

我總是回答，因為我熱愛生命，而且生命這般美好，我當然要活到一百二十歲。現在，經過邱老師的指導和飲食觀念的改變，我不只可以朝一百二十歲邁進，而且是健康地活到一百二十歲！

三、有過敏問題的人必看、必遵守的飲食原則

台灣近幾年來過敏人口節節高升，尤其近十五年來過敏性鼻炎和異位性皮膚炎都已經呈倍數成長，而且甚至有醫學報告，每四個人之中至少就有一個人曾經得過過敏性鼻炎。

①愛吃這些東西，才養出過敏體質的

體質太寒的形成原因多半與飲食習慣有關，如果你是一個很愛吃寒性食物的人，就容易體質偏寒。基本上以食物的屬性來分，蔬菜水果都是寒性的，蛋白質是溫暖的，澱粉和水是中性的；而寒性食物又分為比較不寒的根莖花果類與比較寒性的葉菜瓜類。

先瞭解哪些食物是屬於比較寒性的食物，然後檢視自己，是否因為嗜吃而常常吃。

寒性食物包括大白菜、小白菜、大黃瓜、小黃瓜、苦瓜、絲瓜、瓢瓜、冬瓜、地瓜葉、芥菜（包括雪裡紅）、白蘿蔔等寒性食物，以及生菜沙拉、生魚片等生食，另外當然還有冰品類等等。上述這些食物都可能會讓身體的屬性越來越寒。

如果特別愛吃寒性的食物，又有過敏的問題，你可能要考慮先暫時告別這些食物，等到身體調整好了，再讓自己偶爾解解饞，而不要再放縱地餐餐吃、天天吃。

②鼻子過敏請迴避

有可能引起鼻子過敏的食物，則有：四季豆以及柑橘類水果（包括橘子、柳丁、香吉士、檸檬、金桔、葡萄柚、柚子、文旦）等。

③皮膚過敏請迴避

可能引起皮膚過敏的原因，則跟上肝火、肝臟解毒功能不良、體質太寒以及食物引起的過敏有關。

容易引起皮膚過敏的食物，包括蛋類製品、奶類製品、貝殼類海鮮、甲殼類海鮮、芋頭、玉米、玉米筍、茄科類食物（茄子、番茄、青椒、甜椒、辣椒）、南瓜等。如果這些都忌口皮膚過敏還是沒有改善，那麼就連菇類的食物也要忌口。

至於我們說的肝火有兩種，可以分為「外火」和「內火」。外火多半是吃進身體的食物造成的，而內火則跟情緒以及生活習慣有關。

要分辨容易造成外火的食物挺容易的，因為大部分的人都有「哪些東西吃了會上火」的概念，只是沒有注意到自己有多愛吃這些食物。

造成外火的食物：包括麻辣、食品添加物、高溫油炸、高溫燒烤、碳烤、高溫烘焙、高溫快炒、爆炒、沙茶、咖哩、紅蔥頭、紅蔥酥、麻油、香油、薑母鴨、麻油雞、羊肉爐、藥燉排骨等。

高溫烘焙的堅果種子類，包括：芝麻、花生、杏仁、核桃、開心果、南瓜子、葵瓜子、蠶豆、腰果、松子、夏威夷果仁、米漿（含花生）等。

水果類：荔枝、龍眼、榴槤、櫻桃等。

飲料類：咖啡、市售黑糖薑母茶（老薑不去皮會上火）。

內火的原因：情緒壓抑、晚睡。這需要自己好好面對和調整。

【真人實例：擺脫過敏體體質①】

周湘琦（女）
年齡：43歲
職業：出版社總編輯
主要調養重點：體虛多病、鼻過敏、易怒不耐

「揮別大痛小病，過敏體質out！」

從小就很容易感冒，我媽媽甚至很愛提起當年我因為太常跑醫院，以至於醫生一看到我會自動把醫療費打八折（想當年沒有健保，一切自費，打八折是可以省下很多錢的），看病看到有VIP折扣，足以證明我有多容易生病。

因為生病是家常便飯，早就習以為常，也不覺得有什麼特別的困擾，一向沒有把「健康」當作需要特別注意的事情，甚至認為那是「老人」才會熱衷的話題，不管是長輩或者朋友勸我養成早睡早起、定時吃飯、吃健康的食物等勸告，我都視為嘮叨和

囉嗦，左耳進、右耳出地毫不在乎。

除了狂感冒，另一個從小跟著我的問題是「打噴嚏」，每到冬天，早上起床二、三十個噴嚏連續狂打，人還沒醒，就頭昏腦脹起來。

凡事皆有機緣，就在一年前，我生病的頻率變本加厲，從前可能是每逢流行性感冒來襲，我必湊上熱鬧，而每次感冒會持續十天到兩個禮拜，但後來演變成，只要睡眠不足、壓力較大，我也會感冒；而且常常拖了一個月也不見好轉，再加上氣喘，我的日子沒有一天是覺得舒坦的。

病得如火如荼、工作壓力也如火如荼，我處在一種內外煎熬狀態的同時，因為做**Jolin**的書而認識了邱老師，有一天我在辦公室咳得死去活來，我的老闆從我身邊走過，忍不住說：「妳就找邱老師看看呀，這樣一直病也不是辦法。」

一方面軍令如山，另一方面我也實在是病得每天睜開眼睛第一個念頭就是：「我到底什麼時候才會死？」或者「地球為什麼還不爆炸？」之類的極端悲觀情緒。我暗忖，既然每天地球都沒有爆炸，我也還死不了，這樣活著實在太痛苦，也許老天一直讓我在這時候認識邱老師，就是傳遞 message 給我，不如死馬當活馬醫，就去找邱老師諮商一下吧！

因為 Jolin 的關係，我跟邱老師之前已碰過幾次面，對她的印象只覺得她皮膚白皙、身材結實，有點兒嚴肅卻又很親切，幾次之後越聊越投契，尤其她講到一些我們現代人習慣用腦袋控制身體，而不去傾聽身體告訴我們什麼之類的道理，讓我深覺值得好好思考。

她告訴我：「身體健康的人心情比較容易保持愉快，妳想想看，如果妳頭痛、背痛、腰痠，走起路來腳有千斤重，這個時候有個人跟妳擦身而過撞了妳一下，妳一定會氣得要命；但相反的，如果妳心情愉快，身體沒有任何不舒服，人家不小心撞妳一下，妳就會覺得沒有關係而一笑置之。」這段話真是說到我心坎裡去了！因為一直以來，我個人的形象上是貼著「壞脾氣」標籤的！有一次，跟著我工作多年的同事腳扭傷了，她突然好有感觸地對我說：「我發現其實妳的脾氣不算差，我因為腳傷不舒服就一直想發脾氣，妳每天身體都不舒服，卻偶爾才發脾氣。」這種體己話，還真是聽得我想哭。

但是邱老師告訴我，只要適當地調養身體，連沒耐性、易怒之類的個性，也會得到改善。要知道邱老師的諮商，第一次要花三個小時，對於沒有耐性的我可是一大挑戰，但我左思右想，如果真的能讓我脾氣變好，為什麼不試試？

諮商那天，前面三分之一的時間，都用在瞭解我身體所有的不舒服症狀有哪些，以及瞭解可能造成這些狀況的原因，當時的我，也分不清是長期服用感冒藥的關係還是怎麼著，整張臉浮腫得很厲害，邱老師說：「妳若乖乖地照著做，臉一定會小一圈。」接著邱老師開始就造成那些問題的心理因素問了我一些問題，我很坦誠地將我人生當中所面對的困境跟邱老師說（她就是有那種讓人信任的特質），聽完之後，邱老師給我許多轉換角度看待事情的建議，這當中有許多點的確讓我有種豁然開朗的感覺。

諮商結束後回家仔細看了一遍邱老師記錄下來的各種症狀以及該吃什麼、暫時忌口什麼，想說就試三個月吧！因為邱老師調養身體的方式並沒有任何內服的藥物，就算沒有效果，我也不會有什麼損失，何樂而不為呢。

第一個月，我意外地瘦了三公斤，我問邱老師原因，邱老師說我當初去找她時就是水腫，所以代表我的身體有在排廢水。然後一轉眼四個月過去，某天朋友問我看邱老師的效果如何？我回首發覺這四個月來，我完全沒有感冒過，對一個三年來不斷感冒的人而言，光是這點就足以讓我覺得邱老師真的很神奇；而早上起床不再打噴嚏，更是讓我有如獲新生之感。

我還有另一個獲得非常大改善的地方就是「易怒」，我不知不覺地減少了發脾氣的機率，而且降低到讓我身邊朋友都嘆為觀止的地步，常常我在敘述發生的事件時，朋友們會驚訝地瞪大眼珠問：「妳沒發脾氣罵人？」我很茫然地搖搖頭反問：「這有什麼好發脾氣的啊？」朋友就會說：「妳脾氣怎麼變得這麼好？」

他們以我的常態來推斷，在那些狀況下，我一定會發脾氣，但從我的敘述中卻發現我沒有，也因此我的朋友基於成為間接受惠者（變得很少被罵），而也感激起邱老師啦！

我必須承認，要完全百分之百做到邱老師的養生準則，其實並不容易，許多人可能覺得要忌口自己愛吃的食物是件痛苦的事情，我倒沒有這方面的困擾，可能是邱老師「種」了一個苗在我心裡——諮商時她對我說：「妳要告訴自己，我的空虛不需要用吃來填補。」我是個好強的人，尤其對於自己心靈上的富足是相當要求的，因此我就想：「吥，我哪有需要用吃來填補空虛！」我的困擾來自我是個外食族，要每一餐都告訴餐廳的人：「一個韓式拌飯，不加蛋、不要黃豆芽、不要黃瓜、不要加醬……」我實在沒有勇氣，也沒那麼勤勞。我只是「假會的」重點式選擇避免可能影響我過敏以及上火的主要食物，因此還是有些症狀無法達到邱老師要求的狀態。

像是不久前我的氣喘大發，邱老師知道後質疑地問我有沒有吃什麼不該吃的東西，坦白說，我「自認為」不該吃的是真的沒有吃；但邱老師認為不該吃的，我大概只有做到百分之四十，對於那些無法改善的問題，我心裡很清楚是自己的努力不夠。但即便我只做到百分之四十，我的健康還是得到很大的進步，像是精神比較好、身體不再有那麼多小病痛，心情自然也就比較好，很少再感冒……，說真的，我已經很滿足了！

能夠認識邱老師，我依然相信是某種奇妙的機緣，邱老師改善了我的身體和壞脾氣，她的養生使命便是我的福氣！（希望邱老師不要祝福我「心寬體胖」，哈哈）。

四、滿肚子便便跟不吃澱粉有關！

可不要害羞或者忽略這個每天都該進行的活動——「排便」，首先我們應該養成每天在一個固定的時間來妥善處理這件事情，並且要多「看」它兩眼，觀察它的顏色、形狀和軟硬的程度。

我碰過的諮商對象，十之八九都有排便的問題，尤其是「便祕」更是許多上班族共通的心頭之痛，有個諮商對象就曾經跟我說：「每天一肚子╳╳真的很讓人不舒服，心情也會跟著『結歸球』！」

想要解決這個「牽腸掛肚」的問題，就得要先「消火」，也就是先解決關於肝火以及腸火的問題。在生理上可能造成排便不順的原因多半是上火（包括肝火與腸火），再來就是心臟無力、腸子蠕動過慢造成沒有便意，或有便意卻大不出來。

①避免內外火一起燒

關於肝火的內火與外火分別，在前面已經提過，因此依舊是先要提醒自己，不要常常吃容易引起肝火的食物。

外火是外在吃進體內的食物所造成，例如嗜吃麻辣、香油及食品添加物、高溫油炸、高溫燒烤、碳烤、高溫烘焙、高溫快炒、爆炒、沙茶、咖哩、紅蔥頭、紅蔥酥、薑母鴨、麻油雞、羊肉爐、藥燉排骨等。

高溫烘焙的堅果種子類，包括：芝麻、花生、杏仁、核桃、開心果、南瓜子、葵瓜子、蠶豆、腰果、松子、夏威夷果仁、米漿（含花生）等。

水果類：荔枝、龍眼、榴槤、櫻桃等。

飲料類：咖啡、市售黑糖薑母茶（老薑沒去皮會上火）。

引起內火的原因則是因為情緒壓抑、晚睡。因此要解決肝火的問題，除了避吃上火的食物之外，要記得養成對自己好的生活習慣，以及照顧自己的情緒。

②腸火的辨別方式與迴避的食物

我的諮商對象好像多半對腸火比較沒有概念，因此在這裡先讓大家知道，上腸火的症狀一般會是些什麼？自己檢視是否也因為這個問題而造成排便不順。

上腸火的症狀要先從觀察自己的排便物做起，是否有羊屎便（以形狀來說是一小顆一小顆的）、色深、臭、黏；再來看看自己全身皮膚是否有：嘴唇乾、脫皮，下唇紅，手上易長老人斑，小腿下半截至腳踝的皮膚粗糙和乾燥、長斑和小紅點。

如果你有以上所敘述的症狀，代表腸子中的腐敗菌多，也就是毒素比較多，那就應該避免可能**上腸火的食物**，如：蛋類製品（包括雞蛋、鵪鶉蛋、鴨蛋、皮蛋、鹹蛋、鐵蛋、蛋糕、蛋捲、蛋餅、泡芙、布丁、茶碗蒸、美乃滋、銅鑼燒、牛軋糖、蛋黃酥、蛋蜜汁、鳳梨酥、含蛋的餅乾麵包等西點）、蒜頭（包括蒜苗）、韭菜（包括韭黃）、蝦子（包括蝦米）。

③腸子蠕動速度，牽一髮而動全身

長期優質蛋白及澱粉類食物攝取不足，有可能是造成心臟無力、腸子蠕動過慢的原因；心臟無力，腸子蠕動就會變慢；腸子蠕動變慢，我們吃進肚子裡的食物就會積好幾天才慢慢蠕動到直腸，然後才會感覺有便意。許多長期減肥的人最容易有便祕的狀況，主要就是因為缺乏心臟需要的優質蛋白質及澱粉。

另外便祕的原因還有一種可能，就是對魚和貝殼類的海鮮過敏；可以仔細記錄是否在吃過魚或者貝殼類的海鮮後容易有便祕的狀況發生。

除了出不來的問題之外，關於便便的困擾還有另一種，就是容易拉肚子。

容易拉肚子跟體質太寒也有關係，這類型的人可能一天上大號一次以上，第一次可能成形但偏軟，第二次就開始不成形，到了第三次可能就拉水了；若是這樣可以看看身上是否有明顯的水腫現象。這種狀況，有一些人是因胃腸蠕動太快，而有腸躁，有可能是嚴重缺鈣，因為鈣可以安定神經；另外一種原因則是腸子慢性發炎，只要吃到一點點不乾淨的東西就會拉肚子，而嗜吃刺激性的食物，如麻辣等也會刺激腸子蠕動過快而導致腹瀉。

最後，總還是跟情緒有關，過度焦慮與緊張也會造成拉肚子，所以我們真的要由內而外地關心以及照顧自己，才能解決這「牽腸掛肚」的困擾。

【真人實例：搞定腹瀉與便祕】

翁子琁（女）

年齡：31歲

職業：高爾夫球員

主要調養重點：胃脹腹瀉、體力不夠、專注力不夠

「擇食讓我保持最佳體耐力」

邱老師帶給我的改變真的非常大！我是一個職業高爾夫球選手，當初會去找邱老師諮詢，是因為邱老師曾經指導過另一位同樣在打高爾夫球的朋友，看到朋友在邱老師指導下產生的改變讓我覺得很驚訝，細問之下才知道只不過是飲食上的改變，居然可以有這麼大的效果！有感於現在的運動員競爭越來越激烈，要求標準也越來越嚴格，希望藉由邱老師的指導能夠幫助我提升體耐力。

對一個高爾夫球選手而言，身體的狀況對於球賽的進行有很大的影響，而且一場賽

事進行的時間非常長，如果體力不夠，專注力不夠，只要一個小缺失，都會造成結果極大的差異。

我的腸胃狀況很不好，這也是讓我很頭痛的問題。平常不管是吃飽或是肚子餓都會覺得胃很脹很不舒服，還會不停打嗝。這情形讓我很困擾，即便我的打球技巧再好，每每在比賽進行時，這些症狀就會讓我很難發揮專注力，影響成績，造成我相當大的困擾。再加上不知道是否因為面對比賽的壓力很大，我每次遇到比賽時都幾乎會拉肚子，這更慘，不管我再怎麼補充體力，肚子一拉，體力全沒了，讓我非常懊惱。

和邱老師見面後，讓我發現到，原來長期錯誤的飲食模式，真正帶給我的影響遠遠不只是我所看到的那麼簡單！譬如我的腸胃狀況不好、容易拉肚子，其實就是因為我的腸胃本來就很敏感，偏偏我又老是吃進讓我的腸胃會過敏的食物，加上攝取偏寒的食物以及面對比賽的壓力，當然是每遇賽事必定拉肚子。

最讓我訝異的是，身為運動選手，過去我一直認為對我身體有幫助、可以增加體力和專注力的食物，竟然是造成我無法好好比賽最大的元凶！過去我為了讓自己有好體力，幾乎每天一定會吃蛋、喝牛奶或豆漿，沒想到這些食物對我來說統統是不對的。

「蛋不是很好的精力來源嗎？牛奶、豆漿不是最營養的食物嗎？」這真的讓我很傻眼，有點無法接受。

在邱老師的解說下，我仔細回想，每次胃脹得難受的時候，這些類型的食物好像確實出現在我的飲食菜單裡。

原來就是這些食物造成我每天胃不舒服呀！而我過去總認為肉要少吃，多吃青菜、水果，這樣才能擁有好身材，沒想到這正是自以為是、大錯特錯的觀念。

「這樣也不對嗎？電視廣告不是每次常常都說健康五蔬果，要我們多吃蔬菜水果比較好嗎？那些高血脂、心血管疾病，不都是因為愛吃肉造成的嗎？」

老天！原來蔬果可以吃，但不是百無禁忌地吃；像我體質偏寒，常常手腳冰冷，如果吃進了偏寒的蔬果，反而會讓自己的身體更寒，連帶的五臟六腑都會受到影響。至於肉類，邱老師強調肉類是最好的蛋白質來源，而且四隻腳的勝過兩隻腳的，兩隻腳的勝過沒有腳的；一般所謂高血脂、心血管疾病，往往都是因為攝取肉類過量，而且攝取的不是優質蛋白質。因為我們大部分人在烹調食物時往往都烹煮過頭，不是把肉煮得太久，就是溫度太高、太油、太鹹，結果都把原本的蛋白質營養變成了廢物，食物變成毒藥；把毒藥吃下肚，當然是要生病了。

此外，我還發現我每天晚上很難入睡也是吃錯食物的結果。還有我很容易不耐煩，居然也是因為沒有吃對食物。哈！我過去一直以為晚上難入睡是因為我心事太多、想太多，壓力太大，才會輾轉難眠，沒想到原因竟然完全出乎意料。我總覺得自己這麼容易不耐煩是因為自己難搞，天生個性所致，其實根本是生理影響心理。

邱老師建議我每天一定要吃到足夠的攝取量，不管是青菜、肉類、米飯，統統都要吃，而且最好早餐也是這樣吃；至於其他不能吃的食物一定要避免。這其實稍微有點困難度，因為我的職業關係，比賽常常南征北討，自己在家動手作飯的機會其實不太多。還好和我同行的好友也一起接受邱老師的諮詢，雖然我們的飲食禁忌有些不同，但彼此鼓勵、彼此打氣，改變飲食習慣的動力也變得更強了。

基本上，我讓自己的飲食盡量單純，這樣烹調起來比較不費力；通常早上是一碗青菜、一碗肉，全部都是水煮，而且只煮幾分鐘，熟了就離火，再加半碗白米飯。如果是外食，我就選擇不加蛋的三明治或是貝果、法國麵包。

依照邱老師的指示，方便的話就用小火鍋涮肉、涮青菜配白米飯，謝絕蔥、蒜、蛋，絕對不碰沙茶醬，佐點清醬油就很美味了；如果沒有火鍋可以選擇也沒關係，自助餐的料理過水後一樣可以飽餐一頓。

我必須說，這真的很神奇，這樣的飲食改變不到一個星期我就感受到效果。我可以感覺到每天早起變得比較有精神，白天變得很有活力，不像過去動不動就累了，只能靠意志力硬撐。而情緒也變得穩定多了，不會再動不動就不耐煩。

接著，我的臉變尖了，身上的肉變得更緊實，更棒的是，皮膚也變得越來越好。身為高爾夫球選手，幾乎每天都要面對無情的風吹、日曬、雨淋，幾乎每十個高爾夫球選手就十個人皮膚有問題，這是職業使然，誰都逃不過；沒想到，其實只要簡單的飲食改變，居然就能讓皮膚回歸最佳狀態，看來當初怨天、怨地、怨大自然是錯怪，其實真正的根本是人禍，根本就是我們自己吃錯食物荼毒自己，卻怪太陽、怪風、怪雨。

現在的我，一直讓自己保持在最佳狀態，不管是練習或是面對比賽，都有足夠的體力和耐力面對，也有絕對的專注力發揮最好的成績。

五、肥胖有五種，種種都是少吃了這些、不該吃這些卻一直吃

早上起床看見一張浮腫的面孔，的確很令人沮喪；莫名的臉就大了一圈，而且「拋拋」的感覺，看起來立刻老了三歲，誰能夠不呼天搶地？尤其碰到人家丟來一句：「你是不是最近胖了？」更是生命中無法承受之關心！

許多上班族經過一整天久坐辦公室或者久站，小腿和腳常會腫脹不舒服，這些水腫的狀況，不單只是許多女生的困擾，其實很多男生也一樣有這樣的煩惱。很多人會問：「那我們要怎麼分辨自己究竟是水腫還是真的肥胖？」一般來講，水腫型的肥胖身體會「拋拋」的、肌肉摸起來軟軟的，像吐司麵包泡在水裡那樣；而正常的肌肉摸起來應該是QQ的、緊實而有彈性，你可以自己摸摸看身上的肉究竟是哪一種觸感。

一般人可能會認為胖就是胖，殊不知胖的部位不一樣，形成的原因也不一樣，所以在調整身體的時候，針對的方式也會不一樣。

大致上來說肥胖可以分為五種類型：水腫型肥胖、脂肪型肥胖、下半身肥胖、中廣

型肥胖、下腹部及大腿肥胖。通常在調整肥胖問題的時候，我會建議先消水腫，等水腫消除後，接著才是真正要對付的脂肪，因此我們先來了解如何把臉型和身材浮腫的元凶找出來。

①水腫型肥胖

水腫的成因絕大部分是因為寒性食物吃太多使體質太寒，以及優質蛋白攝取不足造成心臟、腎臟功能不良而影響基礎代謝率變差，體內多餘的水分就會無法排掉；還有一點就是你實際上攝取的水分是否足夠而又不會過量。

要想改善容易水腫的體質，就得針對這四大點來下手：一、忌口上火的食物；二、少吃會造成體質偏寒的食物；三、盡量避免生食；四、避吃冰品。

上火的食物：

高溫烘焙的堅果種子類：包括芝麻、花生、杏仁、核桃、開心果、南瓜子、葵瓜子、蠶豆、腰果、松子、夏威夷果仁、米漿（含花生）等。

水果類：荔枝、龍眼、榴槤、櫻桃等。

飲料類：咖啡、市售黑糖薑母茶。

造成體質太寒的食物則包括以下這些：

寒性食物：包括大白菜、小白菜、大黃瓜、小黃瓜、苦瓜、絲瓜、瓠瓜、冬瓜、芥菜（包括雪裡紅）、白蘿蔔等寒性食物，以及生菜沙拉、生魚片等生食、冰品之類，都可能會讓身體的屬性越來越寒。

關於水分的攝取，正常人從早上起床到晚上九點以前，冬天建議攝取1,800CC.（包括喝湯、喝飲料等全部的水分）、夏天則建議攝取2,000CC.；晚上九點以後應該盡量克制飲水量，若覺得渴，可以喝一口水含在口中，過一會兒再慢慢吞下去。

要記得攝取優質的蛋白質，大部分的人應該都知道蛋白質有五大類：魚、肉、豆、蛋、奶，攝取蛋白質時，要注意盡量不要以高溫烹調超過十五～二十分鐘，以免變成劣質蛋白（也就是身體酸毒的由來）。

另外可以多泡澡和泡腳（高血壓、心血管疾病、糖尿病患者不適用）來促進血液循環，幫助新陳代謝。

消水腫、培養溫暖體質的聖汁

溫薑汁

材料：老薑一斤

作法：

1 老薑去皮、切小塊。
2 放入果菜機中加入蓋過薑塊的水打成薑汁。
3 把渣濾掉，打好的薑汁以大火煮滾，放冷後裝入玻璃瓶放入冰箱冷藏或用矽膠製冰盒做成薑汁冰塊冷凍起來。

吃法：每天早上起床一湯匙薑汁〈約10cc〉加一茶匙果寡糖〈低聚果糖〉或二號砂糖，及50～100 CC.熱開水，空腹飲用（有胃潰瘍發作、胃正在發炎時暫時停用；女性經血量過多者，經期間停用）。

PS.薑汁對體質寒引起的皮膚和鼻子過敏也有幫助。

②脂肪型肥胖

一般外表看起來有肥胖感的人，建議瘦身的過程以階段式方式進行，先把水腫消掉，二～三個月後感覺身體的肌肉較有緊實的感覺，表示已經瘦了一大圈，剩下來的，才是真正要對付的脂肪。

這時候我們就要觀察每個人脂肪堆積的部位，不一定每個人相同。如果脂肪堆積的部位在手臂、肩背，會先建議忌口蛋類製品一段時間，認真攝取優質蛋白、紅豆伏苓蓮子湯；如果想要更快速地讓身體瘦下來，可以藉由局部推脂的方式來幫忙得到效果。

如果是腰部肥胖，就要先忌口上肝火的食物，注意負面情緒的調整，以及不要熬夜，再配合局部推脂就可以很快地瘦下來。

③下半身肥胖

東方人很容易是這種所謂的「梨型身材」，也就是下半身肥胖型。這種類型的肥胖要如何來調整呢？

下半身肥胖和水腫一樣要先忌口寒性食物、冰品、生食一段時間，並且配合每天早上起床先喝薑汁（請參考**P114**「溫薑汁」作法及用法），最重要是認真攝取優質蛋白質，然後可將紅豆伏苓蓮子湯當點心吃，再配合泡澡或泡腳來加強新陳代謝。

泡澡的時候水深最好以不超過心臟為原則，肩部注意保暖（可以潑熱水或蓋毛巾）；水溫以腳放進去不會刺痛為原則，泡十五～二十分鐘。泡完澡擦乾身體後，先穿上吸汗的浴袍或棉質衣服，因為通常泡完澡之後我們的身體會持續發汗十～十五分鐘，此時要特別注意不要吹到風，所以最好等發完汗後再換上一般衣服。

泡腳的方法則是水溫以腳放進去不會刺痛，水位到小腿的一半或膝蓋以下為原則，泡十五～二十分鐘；女生若經血量大，不建議在經期時泡腳。另外一般性原則：有心血管疾病、高血壓、糖尿病等患者及孕婦，不建議泡澡或泡腳。

排出身體廢水的聖湯

紅豆伏苓蓮子湯

材料：紅豆 150g、伏苓 50g、蓮子 150g、二號砂糖〈黃砂糖〉適量，此約一週的份量。

作法：

1 紅豆 150g（約量米杯一杯半）洗淨泡水兩小時、伏苓 50g 剝成指甲大小後泡水兩小時、蓮子洗淨備用。

2 把泡好的紅豆和伏苓放入大同電鍋內鍋，內鍋水加到七～八分滿，外鍋四杯水，按下開關。

3 跳起來後，加入蓮子，外鍋再加一杯水，煮好後加入適量的二號砂糖，或用瓦斯爐大火煮滾後轉中小火煮一個小時再加進蓮子繼續煮半小時。

吃法：每日一飯碗約 200ml，可當平日點心，或代替三餐中其中一餐的澱粉。

④ 中廣型肥胖

中廣型肥胖跟某品牌的感冒藥一樣，又分為三種——上層、中層以及下層，下層就形成下一段會提到的下腹部及大腿肥胖。

上層是胸部以下至肚臍以上特別突出肥胖者，這種類型通常都是因為吃飯吃太快以及有暴食的傾向，建議這類型的人要訓練自己，每一口食物至少咀嚼三十下才吞嚥，更要學習注意及調整自己的情緒，不要用吃來發洩壓力或者得到虛幻的滿足。

另外要特別注意忌口**會脹氣的食物**一段時間，例如：黃豆製品（包括豆干、豆皮、豆腐、豆花、豆漿、黃豆芽、蘭花干、素雞、素肉、味噌、毛豆、納豆、素火腿、黑豆、黑豆漿、豆豉等）以及黃豆蛋白製品、糯米類（麻糬、粽子、油飯、米糕、湯圓、飯糰、紫米、糯米腸、豬血糕、草仔粿、紅龜粿等）、竹筍（包括筍絲、筍干等）、奶製品（包括調味乳、優酪乳相關產品、起司、冰淇淋、煉乳、高蛋白牛奶製品、乳清蛋白等）、五穀雜糧類（包括小麥、大麥、燕麥、蕎麥、黑麥、小麥胚芽、全麥麵粉製品、糙米、胚芽米等）。

中層以肚臍為圓心形成一圈救生圈的中廣型肥胖，這一類型大多同時有內臟肥胖的問題（例如脂肪肝）。

救生圈形成的原因絕大部分跟上肝火有關，所以我們可以先檢視自己是不是有嗜吃上肝火的食物，如麻辣、香油及食品添加物、高溫油炸、高溫燒烤、碳烤、高溫烘焙、高溫快炒、爆炒、沙茶、咖哩、紅蔥頭、紅蔥酥、薑母鴨、麻油雞、羊肉爐、藥燉排骨等。

同時也要忌口**上火的食物**，例如：

高溫烘焙的堅果種子類，包括：芝麻、花生、杏仁、核桃、開心果、南瓜子、葵瓜子、蠶豆、腰果、松子、夏威夷果仁、米漿（含花生）等。

水果類：荔枝、龍眼、榴槤、櫻桃等。

飲料類：咖啡、市售黑糖薑母茶。

至於生活習慣和情緒上的影響，要注意是否有長期熬夜以及長期困擾或壓抑情緒的問題。

絕大部分的現代人，最大的問題就是忽視對自己情緒的照顧，在我的諮商經驗中，常常發現有一些人因為長期營養攝取不足，或者長期攝取對自己不適合的食物，造成某一些身體的狀況，這些身體不舒服的感覺會造成某些情緒問題，甚至影響他面對事情的態度。而這些比較負面的反應和態度，會再創造出更多的情緒困擾，這些情緒困擾反過來再影響身體，變為一種身體與情緒相互交錯的負面影響，造成身體狀態每下愈況的惡性循環，所以請大家調整自己身體健康的同時，也花一些心力學習調整和照顧自己的情緒。

每一個想要身體健康的人，請先學習把自己的身體當成情人來照顧，而不是把它當成僕人一樣的來使用。我一直深深相信，我們為身體所付出的每一分努力，它一定會回報給你，而且只會更多，不會更少。

⑤下腹部及大腿肥胖

這類型的人通常也會有大腿肥胖的問題，它形成的原因通常和體質太寒、基礎代謝率太差有關，所以我們要注意攝取優質蛋白以及身體需要的各種營養，不要刻意節食，而是尋求專業老師的建議，依據你的體質決定究竟應該忌口哪些食物，以及需要攝取哪些食物。

想要調整下腹部肥胖一定要先忌口冰品和生食，晚上也盡量不要吃葉菜類蔬菜（可以吃根莖花果類）和水果，薑汁和紅豆伏苓蓮子湯也要認真攝取，泡澡或泡腳會有幫助，再加上局部推脂，想瘦哪裡就可以瘦哪裡啦！

【真人實證：終結肥胖惡夢①】

李緻嫻（女）
年齡：40歲
職業：家管
主要調養重點：睡眠品質、月經不順、減肥、食道逆流、體脂肪過高

「女人四十的美麗變身」

無法忍受的身體之苦

現在的我，感覺比二十多歲時還要舒爽。當年二十幾歲的我，偶爾還會腰痠背痛呢。現在呢，每當我和在國外念書的女兒視訊時，都會聽到她說：「媽咪，妳怎麼越來越苗條、越來越漂亮？」當我放照片在臉書上時，更有不少朋友問我到底最近做了什麼，怎麼又變漂亮了？

我自己也對於現在的外表非常滿意，沒想到我到了四十歲的年紀，皮膚還會這樣有光澤，沒有鬆鬆的小腹，而且月經也很順，每天早上起床，看著鏡子中漂亮的自己都覺得好開心，連相識多年的好友都說：「妳現在比二十四歲剛認識妳的時候還漂亮！」

但是，一年前，我並不是這個樣子的。

一年多前，我正處於有史以來最糟糕的身體狀況之中。失眠問題伴隨著每天晚上幾乎都會發作的蕁麻疹，每一天都在折磨著我，同時我的月經開始不正常，情緒總是處於焦慮狀態，緊接著就是沒來由的發胖，甚至出現掉髮的現象……，這些問題加在一塊兒，每每從鏡子中看見自己，我都快要認不得那是誰了！在飽受這些症狀的糾纏期間，因為身體總是處於不舒服的感覺，脾氣也跟著暴躁易怒起來。那一整年我完全不想出門，也婉拒朋友們來訪，當一個人對自己不滿意到極點的時候，怎麼可能會有社交的慾望呢？

我開始尋找各種改善方式，買營養補給品，看醫生，吃中藥等等，我甚至改吃素，想說身體吃素應該可以清爽一點吧，說不定可以改善我的不舒服，但是萬萬沒想到，我反而胖得更嚴重，明明有付出努力，不但不見改善，反而更嚴重，我的脾氣當然也更加煩躁，更變成一個深居簡出的家庭主婦，家人有時拿著手機要求一起拍照，也遭到我斷然拒絕。

其實我很願意為了健康而努力，所以我並沒有放棄尋找改善自己身體的方式，因為人生帶著這樣不健康的軀體過下去實在是太痛苦了，一定得找到解決的出口才行。後來我偶爾發現了邱老師的《擇食》這本書，我開始認真地研讀，越看越引人入勝，因為雖然書中所說的方法有些和我們認定的營養觀念大不相同，但是，人體各個臟器相互牽連的中醫觀念，說服了我，我不斷地在書上寫上筆記，拿筆畫重點，更一口氣買了兩本，一本放在客廳隨時可以拿得到的地方，一本放在浴室，就連蹲廁所的時間，也要好好研究研究。

情緒是健康美麗的殺手

我急於想要轉變的心情，讓我開始按照書上邱老師所說的開始忌口。當我開始不吃蛋、不吃會脹氣的東西，晚餐避開會水腫的葉菜類後，就已經明顯地感覺到身體的變化，本來腫得跟月亮一樣圓呼呼的臉，消了一圈，因為身體不舒服而導致的脾氣不好，也改善很多。

我受到了極大的鼓勵，也開始相信這真的是可以幫助我的一套方法，在見到邱老師之前，我仔細整理自己身體還有哪些需要改善的地方，所以當正式開始和老師面對面諮詢，我可以很清楚地瞭解自己的身體狀況。雖然我看過書本，但是老師的建議有如畫龍點睛，原本看書有些疑惑的地方豁然開朗，老師也讓我更明白身體和心理的相互關聯。

邱老師告訴我，影響健康的因素，除了情緒、飲食之外、還有先天的基因和天氣。雖然基因和天氣是我們無法控制的，但是情緒和飲食，就是自己可以掌握的了，這就是我的最大功課。儘管老師的書我已經看得滾瓜爛熟，但是，面對面地和老師交談，還是讓我不斷地寫下筆記。

在諮詢的過程中，我在筆記上寫下了「怒氣傷肝」這四個字。

我徹底明白了情緒如果沒有好好地排解，其實會影響身體的可不只一點點，一旦生氣傷肝，影響到肝的功能，就會口乾舌燥、嘴破、口臭、皮膚泛黃，這些症狀正是一直以來伴隨疾病困擾著我的症狀。

我這才明白，原來情緒就是內火，如果和身體交互影響，也會帶動外火，一旦上火了，其實就等於是身體發炎了。所以千千萬萬不要讓自己的身體發炎。老師用簡單的比喻，讓我明白了上火問題的根源。

老師還提到，鈣質可以有安定情緒的功能，諸如焦慮、不耐煩、怕吵、記憶力減退、甚至是入睡問題，都和缺乏鈣質息息相關，這對我來說實在是太受用了，原本以為鈣片只有針對骨骼鈣質補充有幫助，沒想到還有這些功能。

做個溫暖的人，才會更美麗

而長期困擾我的蕁麻疹，雖然並非無法控制，起因乃是於體質太寒的緣故。只要我的體質溫暖就可以改善。

對於我愛吃的水果，老師叮嚀最晚不要超過下午四點以後吃，最好是在早上搭配早餐一起吃，否則不僅會讓身體太寒，還會造成水腫。過去我以為水果對健康絕對只有好處，所以總是照三餐吃，甚至夜裡餓了還直接只吃水果當宵夜，我這才知道自己真是大錯特錯，原來任何我們吃進身體裡的東西都得要適時、適量才是好的選擇。

雖然皮膚狀況還可以，但是我的嘴唇容易乾、脫皮的狀況，我原本以為只是水喝的不夠，或者是年紀漸長需要多做點保養，沒想到這個症狀，透露出我的腸胃道有問題，而我的脹氣、胃食道逆流一樣都代表著腸胃的狀況。老師說明原來腸胃道的健康，其實肇因於心肺功能，身體真的是牽一髮動全身的奇妙構造啊。

對我來說，要增強心肺功能，我會選擇重拾運動，之前因為胖到自己都看不下去，也不想去運動，因為感覺動來動去，身上的肉不斷抖動，實在很讓人沮喪。我選擇老師建議的瑜珈，後來也加入了鋼管和芭蕾舞蹈班上課，好好訓練自己的肌肉力量。

我的三餐，可以自己打理，但是呢，原本只看書的時候，我並沒有喝雞湯，因為太懶惰了啦！但是在老師提點之後，我開始把雞湯加入每天的早餐中，意外發現，其實雞湯很好喝，而且其實也不麻煩。每天早上一碗熱熱的雞湯，是一種一天開始的元氣感，很幸福呢。

現在的我，每天最期待的就是三餐，因為吃飯變成一件很開心的事情；想想看吃進去的每一口都是對身體有幫助的食物，就像是在滋養、照顧自己。

我們的生活裡，難免會有需要和朋友聚會或是外食的機會，我會在和朋友相約的餐廳中，盡量選擇自己可以吃的料理，雖然老是被朋友說我太挑剔或是太難相處，但是，當我告訴她們，我現在容光煥發的樣子，都是靠這樣精選食物而來時，她們每個人就都會瞪大眼睛，好奇地詢問我，我好想讓她們也跟著一起執行邱老師的方法，有時甚至還自掏腰包買書送給她們，希望她們跟我一樣體會身體很有活力，又瘦得很漂亮的感覺。

如果是跟家人出去吃飯，我可就沒這麼客氣了。我會先研究餐廳的餐食，如果我沒有辦法選出我可以吃的菜，我可能就得先把這家餐廳列為拒絕往來戶。有時候，和朋友去看個電影，我也叮嚀所有朋友不要挑時間太晚的場次，因為我現在已經養成十一點睡覺的習慣，我可不想在電影院睡著。

要說邱老師的擇食方法帶給我什麼最大的改變，我最感激的應該就是每天夜晚的睡眠品質。之前，我的睡眠很淺，大概睡個兩個小時就會醒來一次，要再睡著得翻來覆去好久，但是現在，我可以一覺到天亮，即使半夜起床上廁所，一回到床上，也就能馬上睡著了。還有，幾乎到了晚上就會發作的蕁麻疹，從開始執行邱老師的擇食方法後，到目前為止，只有偶爾發作一兩次，真的是解決了我生活中的大困擾。

我真的體會到，只要睡好覺了，精神好了，整個人從裡到外，就都能發光。

當然，愛美是每個女生的天性。現在的我，我真心認為比年輕時還要漂亮，我的臉變小了，皮膚也比以前更好，散發出自然的光澤，幾乎不需要上化妝品，就能很有氣色地出門。

吃東西的習慣改變之後，我還發現一件神奇的事情，過去，我吃完飯一定要有甜點，配上一杯黑咖啡，加上很濃的鮮奶，才算是一頓飯的尾聲。但是現在，我看到甜點，雖然它們每一個都好漂亮，好精緻，但是我完全沒有吃的慾望，就算同桌的朋友都在吃，也引不起我的興趣，彷彿我們的身體是有記憶的，就好像輸入一個程式後，對它有害的食物，自然就不再感興趣。

回想起第一次諮詢時，當工作人員說要量身，我還渾身不自在，因為害怕肚子上那一小圈肥肉，會被大家看到了。但是第二次量身的時候，我原以為我只瘦了二公斤，身材應該沒有明顯的改變吧！沒想到我的腰圍少了六公分，原本

體態變化紀錄表（單位：公分、公斤）

年／月／日	12/10/20	13/01/12	13/03/30
身高	156	156	156
體重	52	50	51.3
胸圍	88	88	88
腰圍	**77**	**71**	**68**
大腿圍	45	44	44
上手臂	26	24	24
小腿	30	28	28
肩寬	34	31	31
上臂肩厚度	18	18	15
臀	**96**	**92**	**89**

肥軟的小腹也消失了，臀圍少了四公分，而且胸部一公分也沒減少，當我自己看到數字的變化時，真是非常驚喜，還不只如此喔！大腿、手臂、小腿，甚至是肩寬都小了至少一吋，也就是說我整個人的尺寸小了一號。

開心之餘，我更是在農曆年間又買了好幾本《擇食》分送給親朋好友，叮囑大家一定要依照自己的體質擇食而吃呢！

小小出軌不要緊，記得回頭是岸

不過，熱鬧的過年期間，親朋好友歡聚之時，我也就讓自己犯規地吃了些不該吃的東西，該忌口的沒忌口，後來身體開始感到有點疲累，但是當一開始恢復日常生活後，我可以很明顯地感覺到，過年期間吃進的不該吃的食物，帶給身體負面的影響都被代謝掉了。知道自己身體這樣的反應，心理愉快的程度，真的很難以形容。

我也決定，除了我自己之外，等女兒從國外唸書回來，我一定要讓她跟著我吃，讓她擁有健康的身體和最穠纖合度的身材。

而看到我的改變之後，女兒也開始願意跟著「擇食」的腳步，先從忌口蛋、奶開始，這種因為自己的健康而影響家人的成就感，才是最最幸福的感覺！

邱老師享瘦小叮嚀

* 不論幾歲，十一點就上床睡覺，讓身負解毒大任的肝臟好好休息，更是啟動健康和瘦身的關鍵。
* 和緩適當的運動，可以增加瘦身的速度，例如：快走、瑜珈。但是，調養身體期間，建議不要執行劇烈的運動，讓身體好好的休養生息。
* 確實針對不適合自己體質的食物忌口一段時間，身體的不適症狀就能獲得改善，體內的代謝機制，也可以重新啟動，接下來身體自然就會瘦下來。
* 對照這個案例的體態變化紀錄表，我們會發現擇食之後，體重變輕了，但在三個月後，體重又增加，同時腰圍、肩背厚度及臀圍反而變小了，這也證明擇食之後，體重增加在內臟，讓內臟紮實，變健康了。
* 情緒與壓力，就是中醫所說的內火，也會讓身體產生上火反應，務必要找到排解的方式。

【真人實證：終結肥胖惡夢②】

游士德（男）
年齡：40歲
職業：漢補世家總經理
主要調養重點：水腫、脂肪肝、高血脂

「男人也要消水腫之熟男的中年困擾」

不是看起來瘦就代表健康

其實，我和邱老師認識很久了，但是，直到最近半年，我才開始慢慢執行擇食的方法。倒不是因為質疑她的理論或建議，而是出身中藥世家的我，如果生病了或是覺得哪裡不對勁，就自己抓點中藥，總是能輕鬆的解決。平常雖然沒有奉行任何養生方法，身體倒也沒什麼大礙。

認識邱老師時，我三十出頭，隨著時間的前進，我終於也來到四十大關，自己的身形是有點熟男的樣子，其實就是有點小肚子了，不過只有坐下來的時候會被看到，在中藥行裡工作時，站得直挺挺時，可是一點也看不出來！同時，例行的健康檢查，雖然也出現了一個紅字，那就是血脂，標準是二〇〇 mg/dl，而我大概是二三〇～二四〇 mg/dl 之間，但我身邊總是有著比我指數更誇張的人，所以，我還竊喜地認為，我自己其實只超過一點點，沒有什麼關係啦！

因為我的外型看來還算元氣滿滿，跟身邊頭禿肚圓的同年齡朋友或同事比起來，我還稱得上保養有方。而我每次和朋友們聚會時，也只有我數落別人身材的份，他們有的因為應酬，身材越來越中廣；有的成天大魚大肉，健康檢查每一項都是紅字；有三高症狀的更不在少數。與之相較，我在他們之中可算是身材保持得最好的一個，所以，那稍稍超標的高血脂我哪會放在心上呢？

基於以上種種原因，雖然我是很認同邱老師的擇食理論，但是減肥對我來說，是從來都沒有需要的問題；至於健康，我有中藥世家的知識與傳承，我想這點我自己就有把握來保養和處理。而且和朋友聚餐，或是請客人上餐廳吃飯的時候，要我一個人堅持忌口，還真是有點讓人受不了。

所以當邱老師挑剔起我的身材，並且提醒我高血脂的問題時，我的確動了該養生的心念，但我不像其他和邱老師正式諮詢的同學們一樣，乖乖百分之百的執行，我選擇循序漸進的，慢慢一項一項的實行。

不過，開始部分執行之後，我就嚐到了甜頭，因為除了身形的改變之外，還有我覺得最難得的便是只有自己感受得到的精神上的爽快。

究竟我是如何個循序漸進法呢？首先，取地利之便，也就是以我的工作來說，最容易取得材料的紅豆茯苓蓮子湯開始。我就在自家中藥店中，煮了一大鍋的紅豆茯苓蓮子湯，紅豆、茯苓和蓮子都是整斤、整斤的下鍋，畢竟自己一個人吃不如大家一起吃來得開心。

一開始這紅豆湯還真好喝，我的同事們也都喝得津津有味，但是呢，當你每天都煮一大鍋，人性的弱點就會慢慢出現，那就是感覺膩了，不想再吃了。可是，吃到膩了開始感到有那麼一點厭煩的時候，我發現，我原本有點中年男人都有的鬆弛下巴線條消失了，我這才知道，原來我也有水腫！而這消失的線條代表著我的身體代謝率提高了。這下子，就算對紅豆茯苓蓮子湯本來有點小膩，也心甘情願喝下去。

除了紅豆茯苓蓮子湯之外，我也從早餐開始進行改革。我過去的飲食習慣是三餐幾乎都外食，早餐除了一般的早餐店之外，咖啡廳也是我的選項之一。大家應該不難想像我的早餐不只有麵包、蛋、火腿等等，還有我不能少的咖啡；午餐時間，有時候生意上的朋友來到店裡，當然少不了得到像樣的餐廳飽餐一頓；至於晚餐更是我和家人相聚的最好時光，加上我和太太都是美食主義者，為了美食花時間上網研究，更是常有的事，三餐不只外食，還都是精緻美食。健康檢查出現紅字，其實也算是意料中之事。

我選擇從我可以完全掌握的早餐開始，認真地遵循著邱老師有菜、有肉、有澱粉的原則，把原本的精緻外食早餐改掉，用燙肉片、燙青菜搭配白飯來當早餐；午餐能帶便當就帶，以最輕鬆的方式進行擇食而吃。在進行擇食飲食一週之後，自己的味覺變得非常敏銳，外頭的餐廳加了什麼不該加的，一吃就知道，而且持續了兩週左右，我的一天三餐之中，大約有一半的比例採取擇食方法，其他的照舊，就讓我瘦了二～三公斤，而且，我還沒有加入雞湯，就已經有這麼好的效果，連我自己也有點驚訝，原來，我還可以更瘦、更帥！

雖然到目前為止，我沒有再進一步的增加擇食方法在我的日常生活當中，但是我的一週三餐之中，仍舊可以有一半的比例維持著擇食飲食。現在，我自己感覺，身體各方面，都比剛認識邱老師時三十幾歲的狀態還要好。除了身形外表更年輕之外，精神、體力也好很多，而且現在皮膚發亮，整個人看起來氣色超好。

男人要健康，全家才有依靠

在擇食飲食四、五個月之後，正好遇上公司安排的定期健康檢查，沒想到我的血脂又飆高，讓我百思不解，我明明瘦了，這是什麼狀況？一問了邱老師才知道，原來身體在調養的過程中，肝臟代謝脂肪的功能開始甦醒運作，被分解的脂肪會暫時充滿在身體的血液中，同時脂肪肝也開始分解了，也就是說，再過一段時間，等身體裡的脂肪被代謝掉後，我就可以重新回到健康的身體狀況。

執行「擇食」半年之後，我的體重已經下降五公斤多，不只我很滿意，就連邱老師也很滿意。我想，我應該會繼續讓擇食方法留在我的生活當中。

我希望我的擇食過程，可以鼓勵不知道怎麼開始，或是覺得擇食方法很難落實的讀者們，其實只要一點一點慢慢來，你的身體就會有所改變，甚至像我這樣只執行一部分，我也找回了懷念的好精神與好體力。奉勸和我同年齡的男性們，請用嚴肅的態度看待健康檢查上的紅字，不要再和身邊的朋友比爛了，身體是自己的，家庭的幸福和事業的成功，都建立在身體健康上。

邱老師享瘦小叮嚀

* 男人也會有水腫問題，紅豆茯苓蓮子湯認真喝，會讓你的身形更完美。
* 當身體吸收了適合自己體質的營養素後，各內臟的功能就能重新啟動，肝臟也會在過程中，開始分解脂肪，血液中會有不少被分解出來的脂肪，過程中可能有血脂或膽固醇反而比以前高的狀況發生，切記不要進行劇烈運動，再給身體多一點時間，好代謝掉體內多餘的脂肪。
* 只要願意改變，即使一天之中只有一餐以擇食方法進行，身體也會給你善意回報的。

豆花妹看過來！光靠保養品沒用，別再把這些東西吃進肚子裡

六、現代人壓力過大，飲食不正常，惱人的青春痘、粉刺、毛囊炎不再是青春期的困擾，而成為大人的新煩惱！

可能引起青春痘的原因，多由不當飲食和熬夜所造成。在飲食方面，應該要避免上火食物：

高溫烘焙的堅果種子類，包括：芝麻、花生、杏仁、核桃、開心果、南瓜子、葵瓜子、蠶豆、腰果、松子、夏威夷果仁、米漿（含花生）等。

水果類：荔枝、龍眼、榴槤、櫻桃等。

飲料類：咖啡和市售黑糖薑母茶（老薑要去皮，不然也會上火）。

另外，**黃豆製品**也是必須要忌口的食物，包含如豆干、豆皮、豆腐、豆花、豆漿、黃豆芽、蘭花干、素雞、素肉、味噌、毛豆、納豆、素火腿、黑豆、黑豆漿、豆豉等。

而引發粉刺的原因，可能是吃了**上腸火的食物**，如蛋類製品（包括雞蛋、鵪鶉蛋、鴨蛋、皮蛋、鹹蛋、鐵蛋、蛋糕、蛋捲、蛋餅、泡芙、布丁、茶碗蒸、美乃滋、銅鑼燒、牛軋糖、蛋黃酥、蛋蜜汁、鳳梨酥、含蛋的餅乾麵包等西點）、蒜頭（包括蒜苗）、韭菜（包括韭黃）、蝦子（包括蝦米）。

毛囊炎則是要忌口蛋類製品、奶製品（詳述如上）。

【真人實例：揮別「青春」的痕跡】

齊偉（女）

年齡：34歲

職業：IT

主要調養重點：粉刺、青春痘、肥胖、水腫

「找回發光肌，重拾自信」

我一直是個努力認真的人，生活中大部分的時間都給了工作，並且也樂在其中，本來我的個性就是樂天而爽朗，多年的職場生涯更將我鍛鍊得沒有什麼解決不了的。但是幾年前我開始發胖，並且臉上長了粉刺、青春痘，我開始變得不快樂。

要知道每個女生都一樣，我努力地工作，但是卻一點也漂亮不了，賺來的錢要買衣服，卻顧不得流不流行，只能盡挑些遮掩身材的款式，再加上皮膚狀況不佳，每天站在鏡子前面我都真不想看到鏡子裡面的那個人。

說真的，所有能想到的減肥方式我幾乎都試遍了，但效果都很有限，每天我就只能活在沮喪裡面，後來我一個好朋友，一個月就瘦了四公斤，我見他突然變帥了，心裡特別著急，一直追問他怎麼瘦下來的，他就跟我提到了邱老師，他說這一個月，只是照著邱老師提點的飲食方式，也沒做什麼其它特別的事，就瘦下來了。我身高160公分，當時的體重接近60公斤，我聽了朋友的瘦身經歷後，當然急得想要立刻見到這位調養身體的老師，但是我遠在北京，這中間可是耗費不少時間和力氣，才終於成功地見到朋友口中的「邱老師」。

見了邱老師，我一五一十地把平時的生活習慣、飲食習慣統統說給她聽，誰曉得她聽完之後立刻告訴我，我所有愛吃的東西統統都不對，都是對我不好的，尤其我特別愛吃冰，她只說了一句：「妳若是想要年輕十歲，就這輩子都別吃冰。」這可嚇到我了，因此跟諮商過後，我真是一口冰都沒吃過了。

諮商的過程裡，邱老師捏了捏我的手臂，然後說我的肥胖主要是因為水腫，若能把多餘的水給排掉，就會瘦很多。另外，我每天在睡覺前總習慣喝上一大杯水，每天早上起床眼袋都腫很大，邱老師也說這習慣要不得，晚上九點以後就不能再大量喝水，若是真的渴了，也只能喝一口，含在嘴裡慢慢吞下去。哈，難怪我每天眼睛都腫得不得了。接著邱老師一項一項幫我找出飲食習慣上的種種錯誤，再指點我該怎麼吃。

接著我就開始乖乖地照著邱老師指點的方式來改變生活飲食習慣，頭一個月，我瘦了三公斤，前後半年，我一共瘦了六公斤。說起來這可是我試過所有的減肥方法中特別舒服的，因為既不需要運動，也不需要挨餓，我現在開心死了，終於可以穿自己喜歡、又覺得有品味的衣服。

我的收穫，除了瘦身之外，實際上整個人都覺得很輕鬆，不像從前可能走路都覺得腳好重。我的臉色也變好，皮膚有光澤，本來困擾我的粉刺和青春痘也跟著消失，連原本排便不正常也都好了；而之前睡眠的狀況也常在半夜醒來，這下也都一覺到天亮……種種身體狀況的改善，使得心情隨之開朗，人生也跟著變好。

冒著被邱老師罵的危險，我還是得說實話，如果我一整天在家，要按著邱老師的指示吃，還算是容易做得到，但如果我出門工作，那可就沒那麼容易了，所以平心而論，我大概一開始的兩個月有做到邱老師要求的九成，但是漸漸地，我做到的越來越少，現在我大概只做到四成，有的時候體重也會增加個一、二公斤，但是只要再乖乖做到邱老師要求的，過幾天體重又會掉下來。

因為我聽了邱老師的話這麼有成效，我現在等於組了一個養生團，每逢有想要改善自己健康和身材的朋友，我都介紹邱老師給她們，其實這樣的結果，也使得我身邊有一群可以彼此討論、交換心得的對象，我們的話題常常圍繞在怎麼養生才會更健康、更美麗。

健康是自己的，自從找邱老師諮商後，只要生活上的習慣做一點點改變，身體就會有一點點改善，一路走來，我深刻地體會到，你為自己的身體怎麼努力，身體就會回饋給你什麼，所以偶爾放縱一下，我也懂得趕緊調整回來，這樣才對得起自己。

若真要說邱老師帶給我什麼壞處，那就是認識她之後，我多花了好多錢，因為我幾乎所有的衣服都重新買過，以前的衣服全都太大了！我也不再問自己辛苦工作為了什麼？因為我現在可是有自信的新女性呢！

不是要嚇你，初老提前問題可大了

七、每餐攝取六大營養素＋泡澡、忌生冷，就能挽救衰老

一個人為什麼會感覺自己未老先衰呢？有一些人會覺得視力提早衰退，未到中年視茫茫、髮蒼蒼、齒牙動搖等症狀都已經出現，記憶力衰退、注意力不集中，突然間恍神、皮膚狀況越來越差，臉上出現斑點、手上出現老人斑、身材浮腫、肥胖，女生經期越來越短、經血越來越少，膚色暗沉沒有光澤……這種種現象就跟目前很流行測試自己是否有「初老」症狀一樣，如果你還只是個二十～五十歲的人，卻已經有以上我所提到的問題，那麼不要懷疑，你絕對已經是個有初老症的人了。

你不要嘆一口氣，然後自問：「能怎麼辦呢？」之後，就跳過了這些問題，因為這些症狀只要有心調整，是很有機會讓它重新回春的！所有的癥結回到原點，都跟基礎代謝率有關，只要把基礎代謝率調好，就可以讓身體衰老的狀況得到改善。

首先，請一定注意到以下幾個原則：

①正確攝取身體需要的營養素

三餐注意同時攝取六大營養素，也就是脂肪、蛋白質、維生素、礦物質、澱粉和水。在攝取六大營養素的同時，也要留意避開其中不適合自己的食物。哪些是不適合自己的食物呢？當你長期食用某些食物，身體若無法對這個食物完全分解和吸收的時候，有可能就會出現某些不舒服的狀況，比方說：脹氣、皮膚過敏、鼻子過敏、青春痘、粉刺、難以入睡、淺眠多夢、排便不順等問題，有這些問題的人請先參考上述所提到有可能會引起這些狀況的食物，先一次針對一種狀況，認真忌口造成這種狀況的食物三個月到半年，如果不舒服的狀況是和這些食物有關，應該半年後會得到大幅度地改善，當狀況完全改善後，就可以重新試著少量的嘗試這些食物。

②絕對忌口冰品、生食以及寒性食物

這是為了可以不要阻礙基礎代謝率。這些冰飲、生食、寒性食物，會讓身體變寒，血管收縮，血流變慢。請記住，蛋白質的屬性是溫暖的、蔬菜水果是寒性的，水和澱粉則是中性的。所以晚餐的蔬菜最好不要吃太多，而水果最好的攝取時間是早上，葉菜類是屬於蔬菜中較寒的，最好是在中午時吃，晚上則應選擇根、莖、花果、包心類的蔬菜來吃。

③勤快執行可幫助提高基礎代謝率的方法

泡澡、泡腳、平地快走（建議早餐或晚餐後一個小時，先做好暖身和拉筋，然後平地快走二十　三十分鐘，注意步伐要拉大，雙手前後大幅度的拉大擺動，身體虛胖嚴重或身體虛弱的人，會建議一次從快走十五分鐘左右，再視身體進步的幅度慢慢增加到三十分鐘左右）。

當基礎代謝率提高之後，只要認真忌口上肝火的食物，肝臟功能變好、負擔變低，讓肝臟執行它應有的功能，就會慢慢開始感覺皮膚發亮、有光澤，而原本有的視力模糊，或者早上起床有眼屎、眼睛乾、痠、癢的狀況也會漸漸得到改善。

一個人如果長期上肝火，漸漸就會開始影響腎臟的功能，腎臟的功能開始慢性衰退，鈣質也會流失得比較快，當身體缺鈣的時候我們很容易會覺得暴躁、焦慮，記憶力變差或者注意力不集中、突然間恍神，甚至開始慢慢影響睡眠，變得難以入睡或淺眠多夢，所以除了要忌口上肝火的食物之外，也要注意鈣質的攝取。

就是這麼簡單，你一定可以做得到，一定要相信只要你肯為身體做出努力和付出，必然會得到回報。

【真人實例：再見！未老先衰的身體】

葉小姐
年齡：34歲
職業：設計師
主要調養重點：肥胖、水腫

「還我青春，初老掰掰！」

能夠認識邱老師真的是一件很幸運的事。我做的是設計工作，工作的內容包羅萬象，舉凡珠寶設計、型錄海報設計、書籍排版設計，大到會場設計、節目規畫等等無所不包。也因為工作範圍繁雜龐大，我的生活模式非常地不規律，有的時候工作一忙常會忘了吃飯、上廁所，甚至挑燈夜戰也是常有的事。也許年輕就是本錢，剛開始還覺得游刃有餘，不覺辛苦，但漸漸地開始力不從心，早上起床變成辛苦的事，明明才睡了一覺，沒工作一會兒又疲倦了。

還有一件我最在意的事——那就是肥胖。我們全家都是美食主義者，而我一向也對自己吃不胖這件事引以為傲，誰知這樣的榮景在婚後完全變了調。我高中畢業後全家移民到美國，在美國完成大學學業，並且從事珠寶設計工作，即便是生活在那樣一個充斥著大尺寸、高熱量飲食的地方，我都能夠毫無飲食顧忌，維持姣好身材，沒想到，嫁回台灣後，臉漸漸圓了，腰漸漸粗了，屁股漸漸變大了……我的媽呀！雖然胖子不是一天造成的，但再怎麼努力回想，我實在都想不出我發胖的原因，雖然我不忌口，但過去也是這樣吃，並沒有造成任何困擾呀！

雖然老公總是安慰我說沒關係，甚至還說我胖一點比較好看，可是我很在意。我總覺得肥胖是健康的殺手，更何況當時的我還沒做媽媽呢！沒有健康的身體如何孕育出一個健康的寶寶？而且，伴隨著肥胖的問題，我發現自己體力也變得很差，除了容易疲倦，站得稍久腰就會痠，手腳冰冷，也常覺得口乾舌燥。

有一次朋友聚會，聊到了這些話題，朋友提醒我飲食其實是健康很大的關鍵。

「是喔？可是我以前也都這樣吃，並沒有這些問題啊！」我這才想起朋友每次一起用餐時，總是會有一些飲食上的禁忌，譬如她會特別避免某類的食物，在口味上也比較清淡。

聊到了食物對人體影響的許多特點，朋友還特別告訴我，有些食物會刺激肝火和神經，以致影響了睡眠；像堅果種子類的如芝麻、花生，水果如荔枝、榴槤，飲料如咖啡、薑母茶等等都會刺激肝火上升，而鮭魚、黃豆製品、巧克力、鳳梨、水蜜桃、大白菜、小白菜、苦瓜和含咖啡因的飲料則會刺激神經，這些都會讓我們睡眠品質變得很糟。

「哇，你怎麼懂那麼多？好厲害哦！」這些日子以來，朋友看起來確實容光煥發、神采奕奕，我雖然注意到了，但並沒特別聊到，原來只不過是飲食習慣的調整，居然改變這麼大！

「我哪會懂這麼多啊，是邱老師教我的。她真的很厲害，不過是察言觀色、聊了些話題，她居然就清楚地指出我身體上的一些狀況。」

「這麼神啊！」我很好奇，邱老師是做什麼的？該不會是什麼命理改運之類的，要不就是直銷健康食品的吧？

「邱老師是位養生老師。她提供了我很多飲食攝取的諮詢，也給了我許多生活上的建議，及早發現身體上的問題，給我的改變非常大。」

朋友問我有沒有興趣認識邱老師，我不是這麼確定。說真的，朋友提到邱老師時整個人彷彿放出了某種光彩，對邱老師這麼多的褒獎反而讓我心裡有些遲疑。不過，朋友所提到的健康概念確實深深地觸動了我，我的心裡又有某種躍躍欲試的衝動，於是朋友建議我不妨從某些飲食習慣的改變先著手。

「妳不是很愛吃蛋嗎？說真的，蛋對人體產生的不良影響真的很多，妳要不要試試看能不能做到不吃蛋，如果做得到，而且看到了身體的轉變，我再幫妳向邱老師預約。」

蛋這個玩意兒真的是我的致命傷呀！我很愛吃蛋，從單純的蛋（滷蛋、荷包蛋、茶葉蛋）到複雜的蛋（蛋糕、麵包、加工甜點）都是我無法抗拒的最愛！蛋（但）如果對我的健康影響有這麼大，我又渴望把體質調整好、生個健康寶寶……好吧，我順便考驗一下我的毅力好了。

於是我從減少攝取蛋的數量開始，六、五、四、三……到不吃，這真的有點難。不過，經歷了幾個月的「戒蛋」考驗，我確實發現身體有了奇妙的轉變，這讓我增加了許多信心（因為未來要戒除的飲食習慣恐怕更困難），於是我向邱老師預約了諮詢。而且就在同時，我發現我已經懷孕兩個月了，哈哈，真是太神奇了！

和邱老師見面後，確實給了我很大的震撼。初次見面，邱老師快狠準地點出我幾個問題，並且拿了一張密密麻麻的問卷要我作答，我也不敢馬虎，翔實地回答了一切問卷上的問題。邱老師告訴我，我的身體並不是肥胖，而是水腫；這主要是我的腎虛和肝功能的問題，肇因也很明顯，因為我的生活作息不正常，時常熬夜，攝取的飲食也有很大的問題。除此之外，邱老師也說出了我的其他狀況——耳鳴、手腳冰冷、眼屎、眼癢、眼痠、口苦等等。有些是我本來就覺得困擾的問題，有些則是感覺問題不大而習以為常忽略了。

因為我的體質濕寒且虛，她要我戒除生食，不碰生菜沙拉，屬於生冷的葉菜也要少吃，改吃根莖花果類的蔬菜，認真吃屬性溫暖的優質蛋白等，並且列出了清楚的飲食選單，早餐該怎麼吃，中午吃什麼適合，晚餐如何吃最恰當，如果遇到外食的情況該如何注意……

因為操作起來並不困難，老公也為了支援我，與我共同展開了新的飲食計畫，短短幾個月，邱老師再見到我，直說幾乎認不出我了，因為我已經完全脫胎換骨，神采飛揚，因為肝火和腎虛的情況改變了，水腫的問題也輕鬆解決了！

更棒的是，懷孕前，我的體重已經超重二十公斤，懷孕的過程我只增加了五公斤的體重，胎兒完全健康，發育正常。正常情況下，懷孕過程最理想的是體重增加約八公斤左右，等於我在懷孕的過程，自己本身的體重減輕了約三公斤；等到生產完坐完月子，我的體重減少了十公斤。而且懷孕過程我都非常輕鬆舒適，不曾體會別人懷孕的孕吐、煩躁等等痛苦，生產過程也非常順利，沒有劇烈的疼痛感。

真的很感謝邱老師，她所帶給我的改變真的是太棒了！

邱老師的擇食入門重點

＊過度複雜的飲食，以及情緒的混亂，會造成我們本身變成一個身心靈失調的個體，慢慢地失去我們的靈覺（就是所謂的動物性本能）。

＊不要因為愛某樣食物，就餐餐都要，無它而不歡，要記得給身體喘息的時間和空間。

＊如果你想要有一個基礎代謝率很高、老得很慢的身體，請開始認真地去建立自己對食物的過敏反應紀錄，也要認真地去找出造成自己身體問題的凶手。

＊不論是忌口或者任何照顧自己、了解自己的努力，都是為了讓自己過得更輕鬆健康，就看你願不願意了。

＊身體是我們最好的情人，你傾聽它的感覺、需要，並且盡力滿足它，它會給你比情人更可靠的回饋，身體不會說謊，你怎麼對它，它怎麼對你。

＊每一個想要身體健康的人，請先學習把自己的身體當成情人一樣的來呵護，而不是把它當成僕人一樣的來使用。

補氣、顧血，還美白、消水腫
每週一款，月月美麗

大家應該會好奇，邱老師平常都吃些什麼呢？以下是我自己本身固定會吃的菜單，這份邱老師養生食譜也分享給大家！。除了忌口之外，我也長期吃對自己健康有益的飲食，因此有一些固定的菜單，是我自己會吃、同時也會跟朋友分享的養生食譜，因為試過的人都說讚，在這裡我也針對養生的方向來提供給各位參考，有興趣的人可以試試看！首先，把每個月分成四週，每一週針對身體不同的部分來做身體保養：

第一週：炙首烏補氣雞湯

—功效—補肝腎氣

—材料—雞骨架1個、雞腳6支、老薑2大塊

—藥材—炙首烏15g大片、黃精19g、參鬚19g、枸杞子19g（所有藥材煮前先沖洗過）

—作法—①將雞骨架與雞腳汆燙後備用，老薑去皮後備用。

②老薑去皮拍扁放入冷水湯鍋中煮滾，加入汆燙後的雞骨架與雞腳。

③放入所有藥材，以中小火煮1小時。
④熄火後撈出雞架、老薑與藥材後，即可食用。

第二週：四神茯苓雞湯

【功效】安神、美白、消水腫

【材料】雞骨架1個、雞腳6支、老薑1～2大塊（建議可再加乾香菇6～7朵，去蒂頭）

【藥材】茯苓38g（先剁成小塊，泡水2小時後再煮湯）、淮山38g、蓮子38g（白、去芯）、芡實38g

【作法】①將雞骨架與雞腳汆燙後備用，老薑去皮後備用。
②老薑去皮拍扁放入冷水湯鍋中煮滾，加入汆燙後的雞骨架與雞腳。
③再放入所有藥材，以中小火煮1小時。
④熄火後撈出雞架、老薑，藥材不需要撈出，跟湯一起食用。

第三週：天麻枸杞雞湯

【功效】加強氣血循環

【材料】雞骨架1個、雞腳6支、老薑1～2大塊

【藥材】天麻38g、枸杞子38g

【作法】①將雞骨架與雞腳汆燙後備用，老薑去皮後備用。

②老薑去皮拍扁放入冷水湯鍋中煮滾，加入汆燙後的雞骨架與雞腳。

③再放入所有藥材，以中小火煮1小時。

④熄火後撈出雞架、老薑，藥材不需要撈出，跟湯一起食用。（感冒及孕期間停用）

第四週：清蔬休養雞湯

【功效】讓身體休息清爽

【材料】雞骨架1個、雞腳6支、老薑1～2大塊；另外，可在胡蘿蔔、木耳、山藥、菱角、皇帝豆、香菇、杏鮑菇中選擇1～2種來做蔬菜雞湯

【藥材】一般雞湯不放藥材

【作法】①將雞骨架與雞腳先汆燙後備用，老薑去皮後備用。紅蘿蔔去皮切塊。

②老薑去皮拍扁放入冷水湯鍋中煮滾，加入汆燙後的雞骨架與雞腳。

③以中小火煮1小時；起鍋前10～20分鐘將蔬菜放入鍋內（依蔬菜種類不同而有不同的烹調時間）。

④熄火後撈出雞架、老薑，蔬菜不需要撈出，跟湯一起食用。

— 第二章 —

吃飽也能瘦的養生法 —

擇食而瘦

小鳥胃、紙片人？我呸！

「史嘉蕾喬韓森與納塔莉波曼，你比較喜歡誰的身型？」

最近有個朋友不斷做市調，每碰到一個人就會這樣問，原來她一心想要當紙片人，她覺得史嘉蕾喬韓森代表的是肉肉的美感，而納塔莉波曼則象徵紙片人的美感。

她當然也把我當作市調的對象，我的答案很簡單，最美的當然是穠纖合度，紙片人在我的眼中等於不健康，怎麼會美？我很清楚紙片人是現在的主流審美觀下大部分人追求的目標，而我要說的是，**如果你追求當一個紙片人，而忽略了你身體所需要的養分，你的皮膚不會有光澤、你的手會像雞爪、皺紋很容易爬上你的臉，這些因身體沒有足夠營養而出現在外型上的副作用，你真的都有想清楚過嗎？**換句話說，你會變成一個看起來比實際年紀老的瘦子，這真的是你在追求的嘛？

其實近幾十年來，任何時間在大街上隨機取樣，我想應該會有高達九成九的人會肯定的說：「是！我想減肥！」也難怪不管經過多少年，市面上瘦身的方法或商品依舊是百百種，不斷有新方法、新產品問世，可見瘦身真的是現代人瘋狂追求的重要課題。相信你一定也曾經嘗試過其中至少一兩種，甚至更多吧？但是，這些瘦身方法，是否真的幫你達成目標了呢？真的讓你瘦得美麗而又沒有失去健康嗎？

在我諮詢過的學生當中，不論是一般人或是藝人、政商名流，幾乎都是以瘦身為目標，而我也總是一再地強調，瘦身其實很簡單，只要是願意為了自己的身體而好好「擇食而吃」的人，在健康調整好後，瘦身只是你所得到的回報之一，並且不是唯一。

自覺太胖而以瘦身為目標的人，很大的原因是身體並存各種健康的問題，例如最常見的水腫、過敏、婦科，甚至是高血壓、高血脂、高血糖等三高問題。這可以說明，肥胖絕對不是單獨發生，一定是身體的運作出了問題，才引發了裡裡外外、大大小小的毛病。所以，請把你的眼界放大，瘦身不是唯一，身體健康、代謝正常，讓你精、氣、神都達到最巔峰的狀態，才是我最大的目標！否則，光是有漂亮的身材，卻有張氣色不好、皮膚粗糙的臉蛋；或者是瘦下來了，但卻精神不好，那要如何在職場上繼續打拼，實現你的人生夢想呢？

想要改變，一點也不難，不必看醫生、吃藥，不必亂無章法地瘋狂運動，只要吃對了，就能遠離「減肥地獄」！

通常會引起身體某些不舒服或者肥胖的狀況，絕大部分可能跟長期喜歡吃的食物有關，你真的了解你喜歡吃的食物對身體造成的影響嗎？其實，只要改變吃進嘴裡的食物，選擇「對的食物」，在「對的時間」吃，以及調整生活作息，大概經過2週，你就能感受到吃對食物後身體反饋予你的善意，並且在照鏡子時深深喜歡上自己。

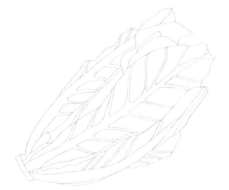

挨餓變瘦，會有內臟慢性衰弱的劇大代價！

一般人想要變瘦，直覺上就是得讓自己挨餓，我身邊的朋友就不乏試過挨餓減肥方法的人，像是什麼過午不食、不吃澱粉，或者是只吃蘋果餐、代餐、辣椒餐等等，無奇不有。

我們更認識許多一輩子致力於減肥的朋友，這類型的人很容易在短時間之內瘦下來，但一段時間不見，他可能又復胖回來；復胖之後，他又變本加厲地挨餓減肥，然後又快速瘦下來，又再度快速復胖……這種「溜溜球效應」是所有減肥者的夢魘，**而且用挨餓來換取瘦身的結果，不但復胖率非常高，而且長期下來，有可能要付出內臟因營養素不足而慢性衰弱的代價。這聽起來很危言聳聽，但很不幸地，它是事實。**

所以，我常開玩笑地說：「瘦下來沒什麼了不起、瘦很多也沒什麼了不起，能夠長久維持一直不復胖才是真的了不起！」

所以，想瘦得漂亮，瘦得健康，瘦得長久，請先記住這句話——「想瘦，吃對就對了！」你可能會問：「有沒有搞錯，都已經要減肥了，卻還要我吃，這樣怎麼可能瘦得下來？」

沒錯，就是要吃，而且要吃對！這就是「擇食」的道理——選擇對的食物，你絕對不需要挨餓，而且還可以吃得好、吃得滿足，如此一來，身體才能吸收到足夠的營養，重新啟動代謝。

這些營養的重要性，不容小覷。打個比方來說，就像是汽車沒有汽油，是絕對發不動的道理一樣；這些營養，是身體的必需品，節食在短期內也許可以見效，但對身體的傷害極大。想想看，沒有汽油的車子，就只是一個虛有其表的外殼，怎麼可能跑得動呢？所以，沒有吃東西的身體，也一樣無法為你工作，只能在短時間之內維持外表的假象，時間久了，不只是會復胖那麼單純，你在節食期間失去的健康，往往得花雙倍甚至更多的時間才調養得回來。

身體的運作其實有一定的規則可循，每個人每天一定要攝取足夠的六大營養素，包**括：蛋白質、脂肪、維生素、礦物質、澱粉（碳水化合物）、水，這六大營養素對**

內臟的運作來說，缺一不可，所以單純只吃某種特定食物的減肥法，或者特定不吃某些營養素的減肥法，也許可以在短期內看到效果，但長期來說，會影響內臟運作的功能，終究還是要付出身體健康作為代價。

除此之外，我很堅持必須攝取「優質的營養素」。就像品質好的汽油，才不會傷害車子一樣；同樣的，優質的營養素才能提供身體運作所需的能量，而且不會傷害到身體。

而當身體逐漸吸收這些好的養分，把過去數十年之間不斷累積的壞東西代謝掉之後，你的身體就會像是一部剛剛保養過的頂級轎車，爆發力十足，而且耐力十足，再也不會整天疲倦、失眠或過敏，甚至整個人的精神與氣色都會好到讓旁人眼睛一亮，因為，你身體的代謝早就已經在最完美的狀態下重新啟動了，新陳代謝不再低下、速度變快了，而且不斷有優質的營養素補充進來，完成了一個最好的循環，就能又瘦又健康。

想要靠著吃，讓身體回到最佳狀態，完美的變瘦，請掌握以下幾個重點：

①三餐有肉、有菜、有澱粉，加上足夠的水分：就能瘦！

什麼是優質的營養素？生活周遭優質的營養素又在哪裡呢？基本上，只要烹調的時間盡量不要太長，像蔬菜汆燙或溫鍋冷油快炒一下就熟了，蛋白質烹調不要超過15～20分鐘，食材的營養素就不會被破壞，身體也才能充分地吸收。尤其是現代人，身邊圍繞著多半是過度複雜的飲食，過度的調味、過度的烹調，烹調方法太過繁複，這些都是對身體不好的料理。

知道這個原理之後，大家可以回想，是不是從小很習慣吃紅燒肉、肉燥、東坡肉、滷蛋、滷肉、茶葉蛋、烤鴨、燒鵝、油雞等等，但是我們從來沒有去想過這些食物到底會帶給我們的是好？是壞？只是理所當然地吃著，覺得肚子餓，想吃就吃了，但其實這些我們吃慣的食物，都是經過長時間燉煮，肉類的蛋白質早就在燉煮過程中被破壞了，端上餐桌時，其實都是劣質的蛋白質，吃了反而增加身體的負擔。所以，請從現在開始拒吃以上的菜餚。

除了自己烹調之外，經常外食的朋友，也可以依據烹調時間不要超過15～20分鐘的原則來選擇餐飲，諸如：小火鍋、壽喜燒等等，只要小心選擇沾醬，最好是一點清醬油，若嗜吃辣的朋友，可以加一點去過皮的薑絲或薑泥，就是最符合這個原則的美食。

至於該如何攝取充足的營養呢？六大營養素一字排開來，總有種讓人很難以實行的感覺。但其實很簡單，**只要記住我常說的——「有肉、有菜、有澱粉，這樣吃就對了！」**

大部分想瘦身的人，對於這句話的疑慮通常很多。他們會張大眼睛，以不可思議的表情說：「吃肉？吃澱粉？這樣不可能會瘦吧！」但是，事實上正好相反，在我諮詢的學生當中，不論是任何人，都是這樣越吃越瘦的。澱粉並不會讓人發胖，反而會讓人有精神；肉類只要選擇脂肪較少的部位，能提供身體最需要的優質蛋白質，是不會讓你長肉的。

我們可以回歸到人類的身體構造來看，身體裡有血液、肌肉、各種臟器，各司其職，各有各的功能，並且相互搭配得宜，本來就需要攝取不同種類的營養素，以供不同的內臟或體內的系統取用，並且相互完美的搭配，好讓人體正常運作。就像是一台頂級轎車，有好的內裝，也要有好的引擎，搭配上好的輪胎與車體的設計，才能成為頂尖的好車；人體的道理完全是一樣的。

還有個經常被大家忽略的營養素，那就是水。大家普遍都有水量攝取不足的通病，尤其是女生，深怕水喝多了，身體會更加水腫。其實，**水喝太少，也是造成水腫的原因**，因為身體裡的細胞在水量攝取不足的情形下，會啟動身體的危機機制，拼命留住水分，這是身體運作必須的元素之一。就像缺水時，我們也會儲水備用一樣，身體的細胞也會這麼做，當然就會造成水腫了。

所以，從今天開始，請確實喝水。從早上起床到晚上九點之前，夏天每天必須攝取2000CC的水分，冬天則是1800CC即可——包含飲料、湯品和開水等等，但如果冬天大多時候待在暖氣房哩，則要攝取2000～2200CC。喝水的時候，也千萬不要一口氣咕嚕咕嚕的大口喝完，一下子喝進太多的水，身體的細胞無法吸收，請平均分散在一天之中，每次一口一口地慢慢喝。

另外，也請記住，晚上九點以後要節制喝水，覺得渴時喝一口水含著，再慢慢吞下，不過，如果白天已經攝取足夠的水量，晚上是不太會感到口渴的。

當六大營養素完整的時候，身體的正常細胞會把吃進的食物當成身體機能運作所需的燃料，而當營養素不完整的時候，正常細胞無法完全使用時，肥胖細胞就會將無法使用的養分儲存起來，那就會變成脂肪。所以，餐餐必備六大營養素，養成良好的用餐原則，這樣吃就對了！

②一日三餐，一餐都不能少

在我諮詢的對象中，常常發現不少人自動一天只吃兩餐，甚至會提出「少吃一餐可以嗎？」的要求，但都被我嚴正地糾正與拒絕。因為每一餐中身體能夠吸收的養分有限，少吃一餐，或是某一餐吃多一點，都無益於身體代謝機能的提升。所以，請從今天開始找回一天三餐的好習慣！

★吃飽又養瘦的三餐好習慣

好習慣之1：早餐認真吃

每天早上，千萬不要妄想用咖啡來打發早餐，或者喝杯牛奶就草草了事，這些流質的東西，無法在胃裡面停留足夠的時間讓胃壁分解吸收養分，當這些沒有被完全分解的養分到了腸道，反而容易滋養腸道裡的腐敗細菌，讓腐敗菌增生。因此，從早餐開始就要均衡攝取六大營養素，一樣以有菜（早餐食用水果就好）、有肉、有澱粉的原則安排早餐，而且要注意避開自己體質不適合的食物種類。

每天吃水果最好的時間點，是在早餐之後，因為水果裡有豐富的水果酵素可幫助食物分解，讓早餐的吸收及利用率達到最高效果，所以如果有可能的話，早餐來碗雞湯，燙幾片火鍋肉片加在雞湯裡，吃上一點澱粉，最後再加兩種水果，就是開啟溫暖體質的完美早餐。

好習慣之2：晚餐早早吃

礙於現代社會的作息，不少人常常得到晚上七、八點才能吃晚餐，有人是因為要加班，有的人則是需要長時間的通勤，不管如何，我都強烈建議大家盡量在晚上七點半之前吃完晚餐。要加班的人，就多帶一個便當；要通勤的人，也許吃完晚餐再回家，都是有方法的，只要你有決心。

之所以希望大家能在晚上七點半前吃完晚餐，是順應人體的新陳代謝週期，太陽下山後，人體的新陳代謝運作就會開始趨於緩慢，這個時候若吃進屬於寒性且水分較多的的水果和葉菜，很容易替身體增加負擔，也容易讓水分在身體堆積，長期下來就可能會變成水腫體質。

所以，如果要吃水果，最晚不要超過下午四點，就比較不會讓身體變寒、代謝變差，造成水腫了！而且，太晚吃進身體的蛋白質，也有可能反而被肥胖細胞吸收，成為脂肪堆積的導火線。

所以，針對晚餐，我的建議通常會讓第一次聽見的人嚇掉他們的下巴——那就是，七點半以後不吃蛋白質和蔬菜水果，只吃澱粉！

因為澱粉可以提供身體所需的熱量，晚餐時間攝取一些澱粉，七點半後到睡覺前還有一段時間，身體的代謝雖然趨緩，但是基本的熱量仍舊是需要的，所以澱粉的攝取，並不會造成身體負擔，也不會增加體重，這個時候攝取一些澱粉，讓身體有足夠的熱量轉換成能量，反而可以減輕內臟的負擔。

好習慣之3：每口細細嚼

吃飯的時候，請務必記得要細嚼慢嚥。每一口食物至少要嚼三十下以上（我自己可都是嚼五十下呢）。如此一來，不但營養素容易吸收，身體的運作機能也會比較旺盛，相對的也比較容易提高新陳代謝率。

如果吃東西太快，狼吞虎嚥之下，很容易一不小心就吃進過量的食物，不僅增加腸胃的負擔，又是肥胖的幫凶。

愛漂亮的各位，試著坐在鏡子前面吃一頓飯吧，你的吃相自己真的看得下去嗎？

③還在用吃來逃避壓力嗎？快看看你會得到什麼？

關於飲食習慣，還有一點最容易被忽略，但是卻非常重要。那就是——「吃並不能解除壓力」。

相信很多人都有這樣的經驗，壓力大或很焦慮時，會想要塞點東西在嘴巴裡，像是一定要吃片巧克力，或者來份甜點，好讓緊繃到極點的焦慮與壓力得以稍稍緩解，即使一點也不餓，餅乾或糖果之類的零食仍舊不斷地往嘴裡送。

但是，我請大家思考一下，這樣做真的能減輕壓力嗎？吃完了蛋糕，壓力有因此消失嗎？問題有獲得解決嗎？想必壓力和麻煩仍舊是在原地，那麼，你該怎麼辦？總不能一直靠著零食來逃避吧？

所以，請停止這種不理智的進食行為，更何況這些甜點、零食，都是精緻化的食物，在營養方面幾乎已經都流失掉，你吃進去的東西，只是造成身體代謝上的負擔而已，反而對自己是種傷害呢！每當想藉著食物填補壓力或焦躁時，請記得提醒自己，要愛惜自己的身體，不要吃這些對自己不好的食物。

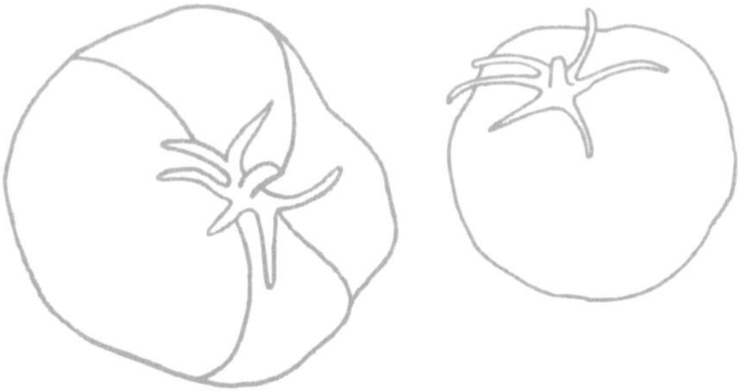

你知道自己的體質該怎麼吃嗎？

有了正確的飲食觀念後，我們就可以檢視自己的體質，找出自己該忌口的食物，才能聰明地吃對食物。

要判斷自己有沒有吃對食物，不必具備什麼豐富的食材知識，也不必有特殊的技巧，只要清楚地感受自己身體的症狀，像個好情人一樣聆聽它在說些什麼。

我一直以來強調的，都是溫暖體質的重要。我們的身體太寒或者太燥熱都是不健康的，**只有溫暖的體質可以讓身體代謝正常，有精神、充滿元氣；**相反地，當體質變寒了，各種麻煩都會發生，包括失眠、疲倦、水腫、肥胖、脹氣、便祕或腹瀉、長痘痘、過敏等大家常說的文明病，甚至有人明顯感覺初老症狀提前來臨，這些都是溫暖體質被破壞的徵兆，代表你的身體已經成為寒性，或是陰虛火旺體質的警訊。

由於東方人的飲食習慣，多半愛吃些太寒或上火的食物，所以很不幸地，大多數的人都是屬於麻煩的陰虛火旺體質。

陰虛火旺體質，簡單地說就是身體過寒卻又上火的情形。當身體已經太寒且在代謝低落、血流緩慢的狀況下，還不斷地吃進會引發上火食物，讓上火的狀況在身體迅速不間斷地堆積，就造成了既寒又上火的陰虛火旺體質。

我將這兩種體質的症狀羅列如下，大家可以從身體的症狀來判斷，當我列舉的症狀正是你所有的，就要開始避免吃到那些太寒和上火的食物，而且事不宜遲，從下一餐開始，就要好好調整飲食習慣：

①寒性體質

手腳冰冷、經痛、腰痠、分泌物多、婦科容易發炎、鼻子過敏、皮膚容易過敏、容易頻尿、夜尿及排便鬆散或不成形。

②陰虛火旺

手腳冰冷、經痛、腰痠、分泌物多、婦科容易發炎、鼻子過敏、皮膚過敏、容易頻尿、夜尿及排便鬆散或不成形；早上起床有眼屎、眼睛乾、痠、癢、口乾舌燥、嘴破、口臭、大便顏色深、易怒、無名火、淺眠、失眠、皮膚過敏、長痘痘。

在我的經驗中，沒有人一生下來就是寒性或是陰虛火旺體質的，都是後天的飲食與作息，讓體質產生了改變。既然體質是會改變的，那麼從現在開始我們就來主動出擊，改變自己成為溫暖的好體質吧！

要擁有溫暖體質，其實不難，只要忌口造成體質惡化的食物再加上認真喝薑汁和攝取優質蛋白質就可以了。但到底哪些食物會影響身體該忌口呢？

⊙忌口寒性食物

蔬菜類：大白菜、小白菜、大黃瓜、小黃瓜、苦瓜、絲瓜、瓢瓜、冬瓜、芥菜（包括雪裡紅）、地瓜葉、白蘿蔔、秋葵、苜宿芽等。

料理類：生菜沙拉、生魚片等生食以及冰品。

第一步先避開寒性食物後，緊接著第二步，就是要好好認識哪些食物是會讓你身體上火的。根據身體不同的器官，上火的症狀和需要避開的食物也都不同。

③上火體質

內火有肝火和腸火，首先談談肝火。如果肝火過旺，你肯定會有睡眠的問題，不論是失眠、淺眠還是多夢，都與肝火有關。另外，肝火也會引發皮膚過敏。還有，早上起床時是不是有眼屎，眼睛有乾、痠、癢的問題？會不會長針眼？有沒有嘴破、臭？手腳及臉部皮膚顏色會黯沉嗎？臉上長黑斑，有皮下脂肪瘤？便物顏色深、乾、硬？情緒容易暴躁、易怒、無名火等等。

如果以上的症狀你都有，那麼以下的食物要徹底忌口，提供的建議要徹底執行喔！

⊙忌上肝火食物

堅果種子類：高溫烘焙的芝麻、花生、杏仁、核桃、開心果、南瓜子、葵瓜子、蠶豆、腰果、松子、夏威夷果仁、米漿（含花生）。

菜餚類：咖哩、薑母鴨、麻油雞、羊肉爐、藥燉排骨、麻辣鍋。

調味料類：沙茶、紅蔥頭、紅蔥酥、麻油、香油、辣椒、胡椒、八角、花椒、茴香等辛香料。

水果類：荔枝、龍眼、榴槤、櫻桃。

飲料類：咖啡、市售黑糖薑母茶。

堅果類的清單，即便有營養，我仍舊名列上火清單，是因為講究香酥脆的口感及風味下，多半都是以大火拌炒或烘焙來製作，所以吃了會讓身體上火。如果想吃堅果，請盡量生食或低溫烘焙，一天一小把，千萬別過量喔！同樣的觀念，烹調的方式不當，也是會讓你上火的原因之一。因此，從現在開始要避免高溫油炸、爆炒、燒烤、炭烤等等方式料理的菜餚。可以自己下廚的話，就採用溫鍋冷油的方式，一樣可以做出美味的料理。

要觀察自己有沒有腸火問題，可以從觀察自己的排便物開始。請看看你的排便物，是否有羊屎便或容易拉肚子，顏色深、臭、黏？另外，嘴唇乾、脫皮、下唇紅、手上容易長老人斑、小腿下半截至腳踝的皮膚粗糙、乾燥，長斑點和小紅點，粉刺與毛囊炎，這些都與腸火有關。

⊙忌上腸火食物

蛋類製品：雞蛋、鵪鶉蛋、鴨蛋、皮蛋、鹹蛋、鐵蛋、蛋糕、蛋捲、蛋餅、泡芙、布丁、茶碗蒸、美乃滋、銅鑼燒、牛軋糖、蛋黃酥、蛋蜜汁、鳳梨酥、含蛋的餅乾、麵包或西點。

奶製品：包括牛奶、調味乳、酸奶、煉乳、起司、奶酪、優酪乳相關產品、冰淇淋、煉乳、高蛋白牛奶製品、乳清蛋白等。

另外還有：蒜頭（包含蒜苗）、韭菜（包含韭黃）、蝦子（包括蝦米）。

如果根據自己的身體狀況，開始忌口某些食物一段時間，已經明顯感覺到身體的變化，例如原本早上起床都有乾眼屎的人，不知不覺中已經消失，或是過去總是脹氣的人，已經改善很多，那就表示你所忌口的食物的確對你身體造成負面影響了。建議你經常複習這些食物與身體症狀的關聯，隨時靠著吃對食物，讓自己的身體處在最佳狀態。

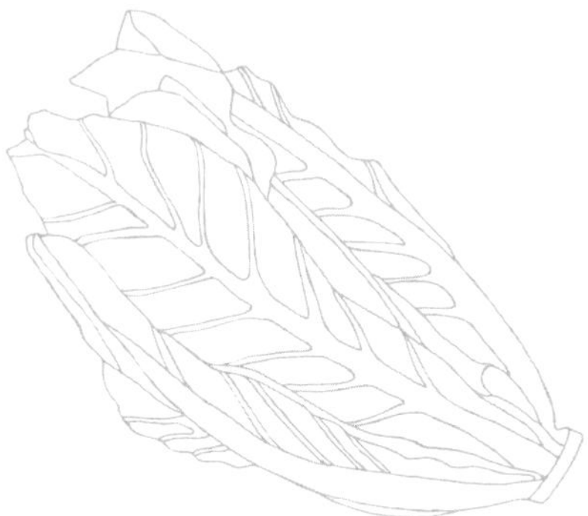

瘦身的大敵就是你的情緒

想要能夠瘦成讓自己滿意的身形，而又維持不復胖，其實並不困難，最重要的是要把自己對於「吃」這件事情以及對食物的心態調整好。

首先要認清光靠吃，是無法解決任何問題的，問題絕不會隨著你狂吃一頓而消失，反而在暴食之後容易因為罪惡感而陷入更深的沮喪！

如果你是這樣類型的人，不管用什麼方法減肥，最終還是會「復胖」；而復胖會讓你的情緒更加沮喪，你的人生成為因減肥而在這樣的痛苦中循環，那等於不用死就已經活在地獄裡了。

要從減肥地獄中爬出來，我們要先認真處理自己的情緒，首先要能夠認知最容易陷在哪一些負面情緒裡，要時常能夠清醒地察覺自己目前的情緒是很平和、還是淡淡的低潮或是沮喪？目前工作上是不是有某些壓力讓你焦慮不安？或者最近戀情不順讓你心煩意亂？你真的清楚目前的情緒是處於哪一種狀態中嗎？許多人逃避面對情緒，或者大而化之地說：「反正工作就是會有壓力呀，沒什麼大不了的。」這兩種方式其實都只是自己騙自己的消極行為。

鼓起勇氣面對困擾我們的問題，唯有這樣才可能找出解決的方法，不論是家庭、工作、感情的問題，都需要透過自我整理，弄清楚問題的癥結點，才有可能化解惱人的情緒，如果自己實在理不出頭緒解決，至少也應該要尋求專業的幫助。

①食物填補不了心靈的空虛

絕對不要情緒化地暴飲暴食，只要察覺自己明明不餓，卻還一直猛吃，就該停止這個不理智的行為。內在的空虛或者不安，用吃是絕對填補不了的，當你感到焦躁不安，或者因為空虛而想要拿起食物放進嘴裡，記得提醒自己：「我沒有那麼空虛和軟弱，我不需要靠食物來填補自己。」一定要懂得控制這種情緒化傷害自己的行為。

②甜食是無法釋放壓力的

當你吃甜食或者巧克力的時候，你可能會暫時遺忘你的壓力和問題，但吃完之後壓力和問題仍然存在。當你意識到困擾你的情緒依舊在，你能怎麼辦？再度拿起甜食或巧克力嗎？答案很明顯應該是否定的，所以一定要認清這一點，不要讓自己循環在一個逃避迷宮之中。

學著掌控情緒，記得，你的壓力不該用吃來發洩！希望大家都能夠擇食而活出開心又美麗的人生，我們一起加油！

邱老師的心靈瘦身班

＊如果你的人生為了減肥而活在痛苦的循環中，那等於不用死就已經活在地獄裡。

＊問題絕不會隨著你狂吃一頓而消失，反而在暴食之後容易因為罪惡感而陷入更深的沮喪！

＊當你感到焦躁不安或者因為空虛而想要拿起食物放進嘴裡時，記得提醒自己：「我沒有那麼空虛和軟弱，我不需要靠食物來填補自己。」

＊任何食物一定要細嚼慢嚥。

＊許多長期減肥的人，對「吃」有莫名的罪惡感，很容易囫圇吞棗大口快吃，記住你現在吃的食物不是你偷來或搶來的，所以請細細品嚐每一口美味的食物，感謝它滋養你的身體，讓你得到健康，瘦得自在。

健康好轉後必須要知道的四大週期

在我諮詢的學生，甚至是按照書本自己執行的讀者，大家都對於一個月內體重快速的變化感到驚奇，其實這都只是初期的排水而已，真正的身體轉變才正要開始。這時，最需要的是你對自己的信心，與對我的信任，繼續忌口，維持對的生活作息，與保持情緒的穩定。因為接下來，你將面臨的是一連串的身體變化，你會疑惑、懷疑甚至會害怕！

①黃金期

一開始的體重快速下降，其實是因為你選擇吃進了對的、充足的營養素，身體內的各個臟器以及各種系統，就像是重新啟動一般，腎臟開始有能力處理之前因為代謝變差而累積在體內該被代謝掉的水分，因此，身體在排除廢水之後，體重減輕了。緊接著，在腎臟啟動全身的代謝之後，腸道也開始有反應了，開始順利地吸收你所吃進的養分，所以，要注意了，這時候有些人體重會增加！通常會增加個一～二公斤，因為你的內臟吸收了滿滿的養分，細胞變得飽滿，所以有可能體重增加了，但是體態卻變瘦了。

②細胞修復期

我們把人體簡約到最小的組織，細胞。在人體組成裡，有成千上萬的細胞，它們也有自己的生命週期，每一天都會有老舊的細胞死去，每一天也都會有新生的細胞誕生，來取代老舊細胞，維持人體的順暢運作，老舊細胞與新生細胞的汰換，有其一定的速率與週期。

而當我們的身體沒有適當的營養或保養時，比如說經常性的熬夜、作息不正常，總是吃太精緻的飲食，或是過度烹調的餐飲等等，身體無法吸收到足夠的養分時，老舊的細胞就無法以正常的速度被代謝掉，新的細胞因此無法誕生，整個汰換的循環也會因此減緩，其實，簡單地說，就是身體的代謝低下了。

而當身體代謝低下，身體堆積了眾多老舊細胞的情形之下，你開啟了新的飲食方法，吃進優質蛋白質，選擇適合自己體質的蔬菜，開始忌口，每餐都有肉、有菜、有飯，你的身體等於有了完美的營養素，內臟開始重新運作，大腦便會收到一個訊息便是：「身體好轉了，代謝可以提高了！」於是，便會向你的身體傳遞這樣的訊息。

提高的代謝率，一下子淘汰掉了老舊的細胞，但畢竟身體才剛剛開始接受正確的營養，新的細胞還來不及以相對應的速度產生，於是便產生了落差。這時，你會感到特別容易疲倦，甚至會有嗜睡的情形出現，原本順暢的排便不再，你有可能會便秘或拉肚子。有的人還會有更嚴重的不適反應，口乾舌燥，或是體力明顯變差等等。

如果你的狀況和上述的情形相同，那表示你正在經歷細胞修復期，給自己多一點時間，盡量爭取時間休息、不熬夜，也不要擔心，繼續維持你該有的飲食與作息，給身體多一點時間跟上進度就可以了，但在這段期間，要非常認真的忌口，不要再為身體增加更多的負擔，否則細胞修復期會拉得更長喔！

③免疫系統提升期

當疲倦、便祕或拉肚子等等症狀開始慢慢消失，或減緩，表示你體內的代謝已經跟上了喔！新舊細胞的汰換速度，看來已經銜接上了。這個時候，你應該會再度感覺到精神充沛。此時，你的免疫系統也正處在活躍的高峰，它會特別的靈敏，因為免疫系統肩負著保護身體的責任。

所以，如果你是感冒從來不會發燒的人，一旦在這期間感冒了，就會發燒。這也是最多人有的反應，有的人甚至非常緊張。但其實，發燒是好事，代表著你的免疫系統正在工作，正在為了你對抗侵入人體的細菌或病毒。

通常這個階段，多半的同學都已經執行「擇食」方法好一段時間了，不僅味覺變得靈敏，在不小心吃到不該吃的食物時，身體的反應也會特別激烈。有的人會拉肚子，有的人會嘔吐，甚至有不少人吃到海鮮，立刻就會皮膚紅、癢。這些其實都是身體免疫系統健全的證據，也是你的身體已經習慣接收好的營養素，開始拒絕不適合的食物。

曾經有位同學跟我分享這階段的經驗，他很高興地說：「一吃到不該吃的，身體立刻有反應，這下連解釋都不必解釋，大家就都會記住我不能吃什麼了！」我聽了很高興，因為這倒也是一種另類的收穫，讓身邊的人更了解你的飲食，也就不會總是想要說服你吃不該吃的東西或潑冷水了。

④舊傷修復期

最後一個階段，稱之為舊傷修復期。這個階段也是讓許多人感到害怕的階段，因為身體的反應往往讓人出乎意料。

經過了前面幾個階段，你的身體大致上新舊細胞代謝速度正常，身體的各個內臟運作良好，各種內分泌系統也都處在活躍的高峰，體質基本上算是調整好了。這時，身體便會啟動舊傷修復的機制。因為很有可能在過去療傷期間，因為種種因素，其實深層的細胞尚未修復，若身體裡真的有這樣的地方，這個時候，身體的自然療癒功能會開啟，去修復舊傷部位。

曾經有位學生，不知道自己正歷經這個階段。一天晚上睡覺時，突然感到左腿灼熱，原來曾經左腳板扭傷，左邊髖骨碰撞受過傷，這些過去受傷的地方尤其疼痛，他被自己嚇壞了，後來得知是正常的舊傷修復之後，才安心許多。也有同學曾經因為車禍受傷，皮膚內留下了可以觸摸得到的硬塊，雖不影響觀瞻，外表看不出來，但也總是揮之不去，在經過了擇食方法的調整後，硬塊慢慢地變小，最後消失。這就是身體自然修復的能力，千萬不要小看。

這個時候，你可能會因為舊傷修復而感到疼痛，不必緊張，利用泡澡、泡腳或是局部熱敷等方式，讓自己出出汗，為自己的新陳代謝再加碼，就可以安然度過了。

這幾個時期，會不斷的循環，但不一定會按照順序：當舊傷修復期過了，就馬上進入下一個黃金期；而是按照身體的狀況做出調整。比較麻煩的是，每個階段的時間長短因人而異，有的人細胞修復時間長達數月，有的人則是反應不太明顯，或是時間很短而沒有明顯的感受。所以，不必和別人比較，當發現自己的某些變化，符合某個特定時期的敘述時，你應該高興，自己的身體重新找回了活力，不再像過去那樣死氣沉沉，對於外界的各種劣質養分有反應，你更應該高興的是，你的身體藉此跟你展開了對話，你要做的事情只有：繼續堅持，保持信心就對了！

第三章

邱老師的瘦身食堂——

擇食而烹

擇食到底能吃什麼？靠人不如靠自己！邱老師不藏私30道食譜送你

找我諮商的人和看過我書的讀者，統計下來被問最多的一個問題，即是：「邱老師我們真的很願意忌口不該吃的食物，但問題是每天吃小火鍋也很膩啊！我們不知道到底還有什麼選擇？」

我試圖去瞭解在一般人的心目中，擇食讓他們覺得困難的點到底在哪裡？他們難以執行的原因又是什麼？所以每次諮商我的學生如果提出類似的評語，我都會問他們這個問題。漸漸地我歸納出以下兩點為最多人難以執行擇食的原因：

一、每天都要上班，回到家都已經累壞了，哪裡還有時間洗菜、切菜、料理呢？

二、認真地去市場買了菜，但回到家進了廚房，腦中便一片空白。在眾多的烹調方法之中，選來選去只會用滾水汆燙，而他們往往也會被身邊的朋友說：「你這樣吃，當然會瘦啊！」

我這才明白，有些簡單的點子，大家沒有想到，所以被困在既有的想法中而無法變通，導致自己料理很困難，且沒有變化，長此以往很容易吃膩，選擇非常有限。唉！早說嘛，我有許多聰明的小撇步可以分享給大家，請讀者們一定要為自己花一點點時間、一點點力氣，我的食譜都是再簡單容易不過的，但是我保證一定美味，並且可以讓你吃得有變化、有樂趣，不會如同大家印象中所想的：「只要是養生就一定難吃」，而是既可以美味，吃了還可以變瘦的美食喲！讓我們一起努力為自己追求更美好的人生吧！

在此我要特別感謝王逸安大姊，她是我諮商的學生當中相當認真和徹底執行的人，為了能吃得健康，又吃得美味，她自己研發了許多讓我流口水的料理，更特地為大家貢獻了2道食譜。

另外要感謝帥哥主廚Tony，這位高大英挺的帥哥手藝一直讓我激賞，為了讓他自己更健康，他也用專業不斷發展新的菜色，特別提供了我們4道食譜。

希望大家都能夠因此更愛自己下廚，為自己和家人都贏得美麗健康的身體！

省時又省力的烹飪前準備

針對第一點，上班族的朋友們，我可以跟大家說方法再簡單也不過，只要你肯在假日走入菜市場，按照「擇食」的原則知道自己該避免吃什麼、可以吃什麼而去買好食材，回到家洗乾淨，一樣一樣切好，用保鮮盒分裝放進冰箱。在做這些事情的過程中，你可以感覺到幸福和快樂，因為當你在做這些事情的時候，你的心中就可以不斷告訴自己，這些事情是你為愛自己而做的，更可以是為愛家人而做的，就像日本人常常強調的：「有愛在裡面的料理，才會是最棒的料理。」

然後你每天要吃什麼就取什麼出來，今天是肉片彩蔬結＋薑黃飯或是橙香蠔油豬排＋地瓜筊白筍小米飯，甚或是更簡單的番茄玉米絞肉口袋餅，健康和美味的一餐就完成啦！這些菜的做法，都有在後面的食譜裡示範。我要說的是，只要掌握擇食的原則，想想看，要健康烹調就不能超過十五分鐘，同時又不能高溫，所以做一餐飯是花不了你多少時間的，你卻能吃得健康而自然瘦下來，怎麼會難呢？

針對第二點，在這本食譜中則希望可以讓你有照本宣科的變化菜式內容，更能夠激發你自己去創作的能力，這就是我和大家分享這些食譜的最大目的呀！

調味靠這個就無敵

做菜最簡單的調味就是——「鹽巴」與「醬油」。我的學生當中，曾經有人跟我抱怨：「邱老師，雞湯好難喝喔！」我大吃一驚，這怎麼可能？一問之下才發現，他完全沒有加鹽巴，這樣當然不好喝啊！所以，請記得，任何料理都可以加點鹽巴調味。對於鹽的份量沒有把握的人，一開始先加少量的鹽，做菜過程中試吃一下，再酌量加入就可以了。

醬油尤其可以使用在肉類料理中，就像是我們在外面吃的「壽喜燒」，手法其實非常簡單，即便從來沒有下廚過的人，一定也可以輕鬆搞定的。想想看吃壽喜燒的時候，店家是不是也提供醬油和水來調整鹹度，等煮滾了再加入肉片蔬菜等食材，把這樣的方法原封不動地搬到自己的廚房，找個平底鍋，用熱度均勻的電磁爐，不就大功告成了？很簡單呢！

另外，我的料理法寶之一——「薑汁醬油」，更是讓每道料理增色添香的好法寶。做法也非常簡單。

薑汁醬油

做法：將薑汁和醬油以1：1的比例調勻，就完成了。我通常會做好一小罐，用保鮮盒裝好冰在冰箱裡，這樣一來，不管是自己做飯，或是宴請朋友，隨時都有一罐美味的調味料可以使用。

溫鍋冷油就對了

還有一個讓大家對料理卻步的地方，就是炒類料理的火候。有些同學，怕把菜炒焦，有些人怕無法掌控鍋子的熱度，而產生畏懼。其實，我所建議的溫鍋冷油料理方法，只要先將鍋子燒熱，再倒入油，就可以接著放入食材了，料理過程中，皆以中小火來拌炒或燜煮，其實一點也不難。葉菜類的蔬菜，大概五分鐘左右就會熟，根莖類或菇類，切薄一點，拌炒過程中加點水，也可以在我要求的十五分鐘內完成。不會有驚險的場面，也不會有過多嗆人的油煙，一切都可以優雅輕鬆地進行喔！同時，在這個部分，很多同學的疑問是：「沒有油的鍋子，要如何判斷鍋子已經熱了？」其實，只要將手掌靠近鍋底，當感覺到熱氣時，就表示鍋子已經熱了。

還有一個常見的困擾就是，不知道哪些食材搭配起來比較美味？不確定蔬菜的味道？口感能不能相互搭配？我將研究擇食多年，自己改良的各種經典菜式，以及我的私房料理一併公開，也請來了主廚坐鎮，和我一同研發各種美味料理，保證色香味俱全，而且又兼顧擇食的要求。當然，如果你對料理有興趣，我更鼓勵你自己嘗試搭配，說不定你能組合出獨一無二的美味，也請記得和我分享喔！

不要再誤會做菜很難，也不要再只是水煮青菜、燙肉片，除了吃得正確健康之外，美味也是可以兼顧的！如果美味的料理，是你遵照我的飲食方法調養身體過程中，最大的致命缺點，那麼，從今天開始跟著食譜練習，不久之後，你一定可以自己料理美味和健康都滿分的三餐。

份量說明

這裡面精心準備的三十道食譜，是以一人份一餐到兩餐的量為主。考量到不少人可能是料理新手，對於份量的拿捏，總是很頭大，因此在材料的標示上，我以每個人家中一定都有的飯碗來當作標準，這樣大家也不必幾公克或幾兩的拿捏困難，更不必擔心，萬一買到太小或太大的食材，不知道怎麼調配，輕輕鬆鬆地拿一個碗，就能精準地抓準份量，做出一道擇食料理。如果你是經驗老道的廚房老手，你更能夠以此為標準，輕鬆地調整份量，想要兩人分享，或是擺一桌擇食料理宴請朋友，我想都不是問題！

米飯也能多變化

薑黃飯

〔材料〕
薑黃粉一小碟
青豆一小碟
紅蘿蔔半根
白米一杯

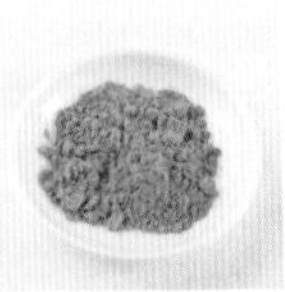

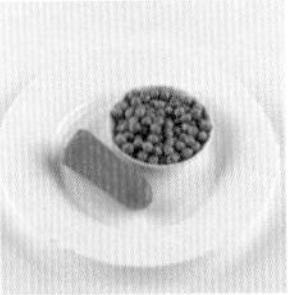

〔做法〕
A 白米洗淨，加入一～二匙薑黃粉，可視加入後的米湯顏色來決定，需不需要多加一點。
B 紅蘿蔔切丁與青豆先用電鍋蒸熟（外鍋加一杯水）。
C 將蒸熟的蔬菜料，拌入薑黃飯中即可。

A
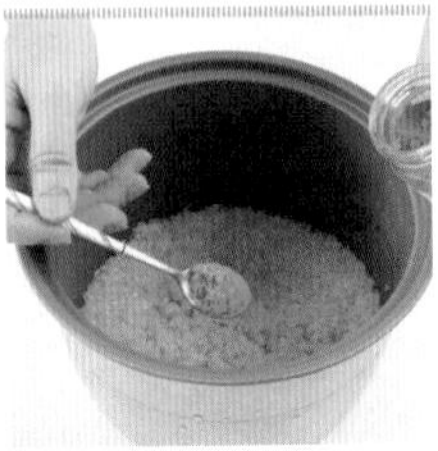

B
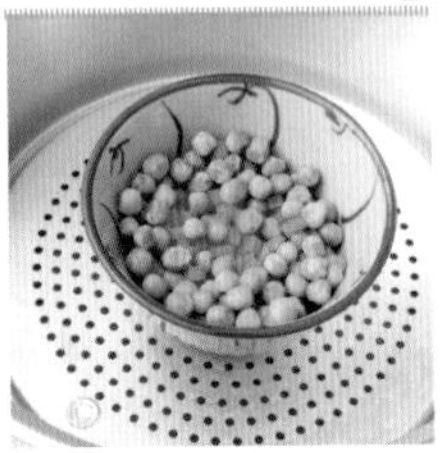

C
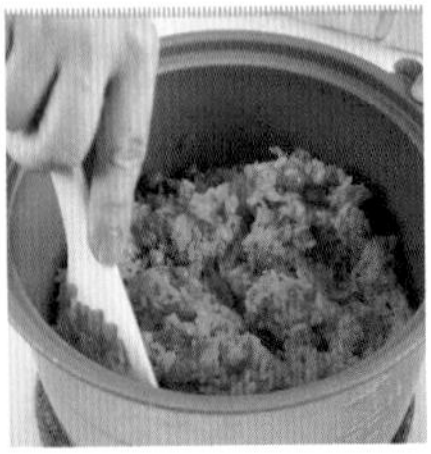

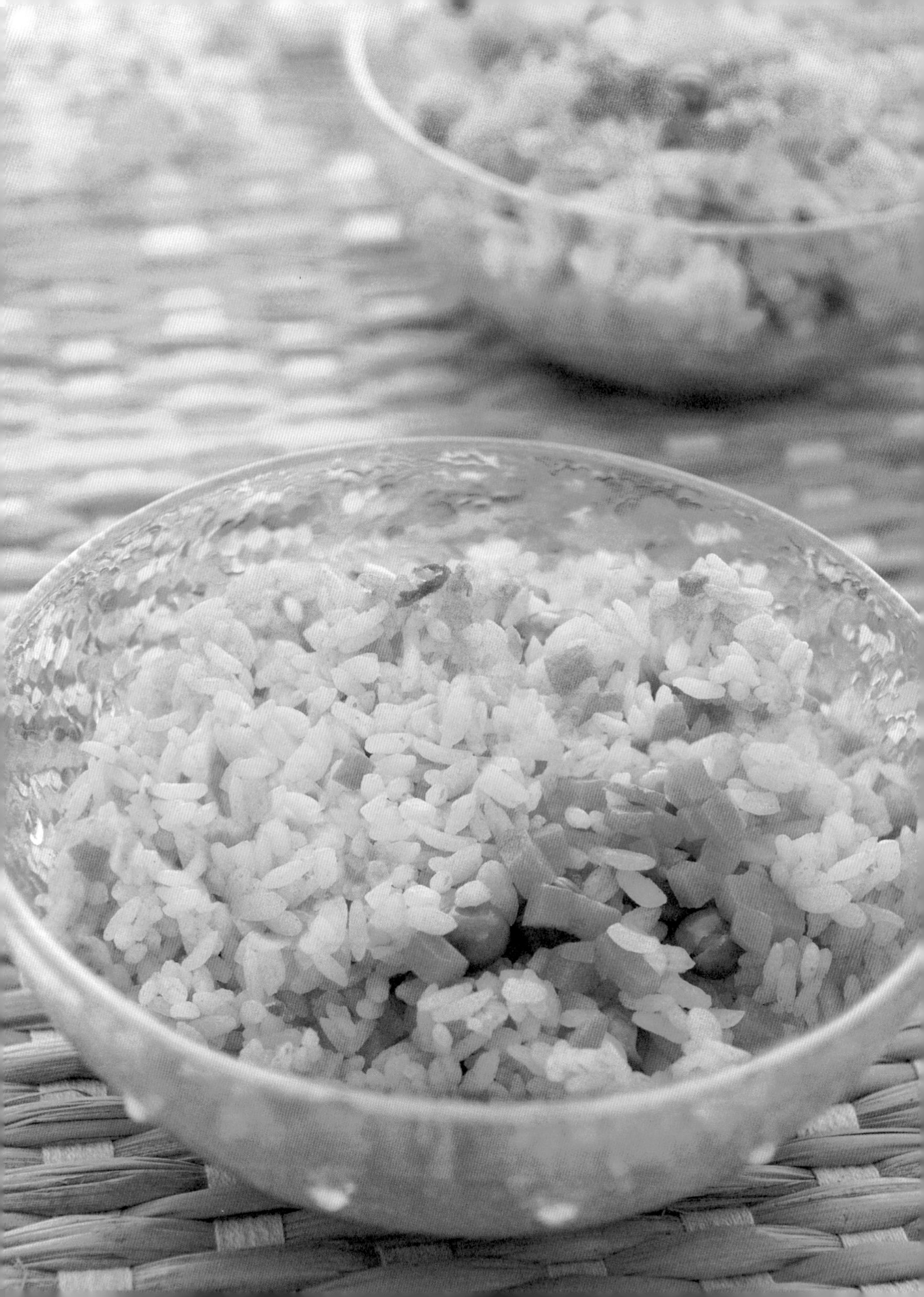

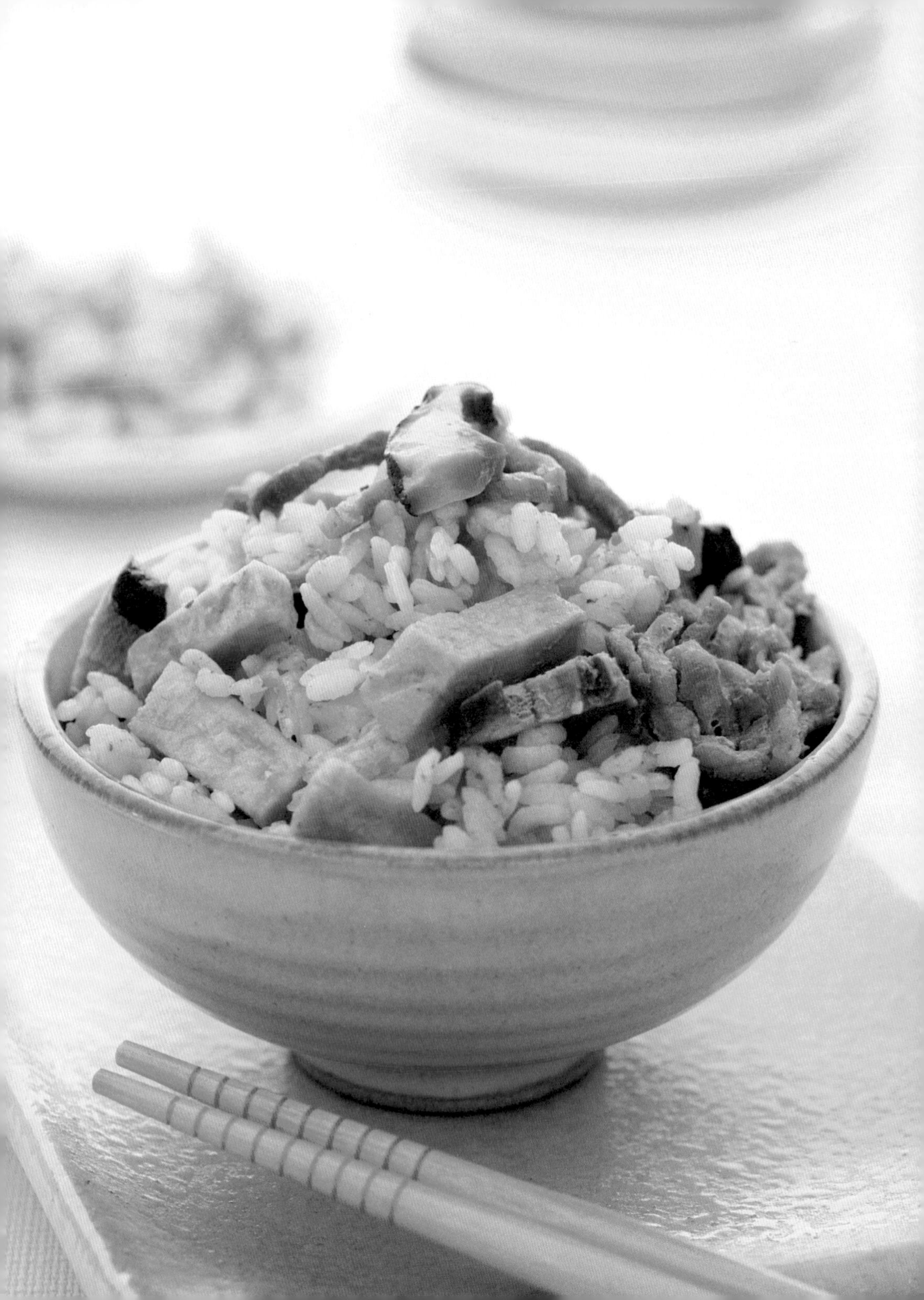

香菇芋頭肉絲飯

〔材料〕

乾香菇三朵

芋頭半顆

肉絲約一個拳頭大小或七十五克

白米一杯

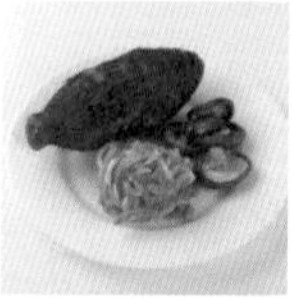

〔調味料〕

薑汁醬油

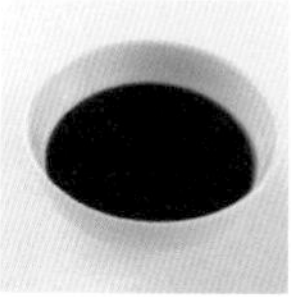

〔做法〕

A 肉絲先用薑汁醬油醃十~十五分鐘，香菇泡發，切去蒂頭，香菇、芋頭切絲。

B 鍋中放入一杯生米，洗淨後依序加入芋頭、香菇與肉絲，鍋內水加到刻度一的位置即可。

C 煮好後，加點橄欖油，將飯拌一拌即可。

A

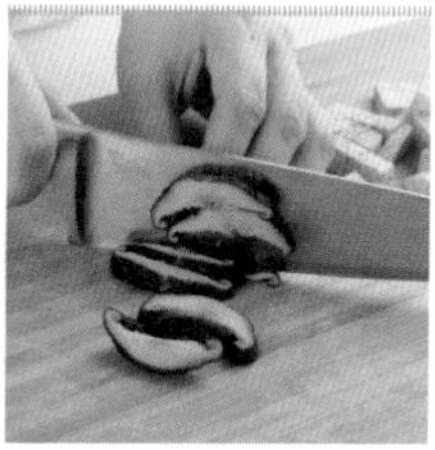

B

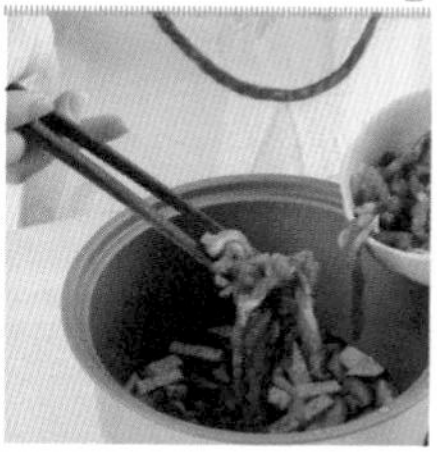

C

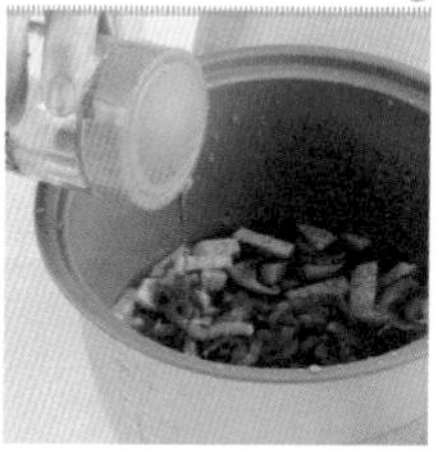

地瓜筊白筍小米飯

〔材料〕

地瓜一小條

筊白筍二支

小米一杯、白米一杯

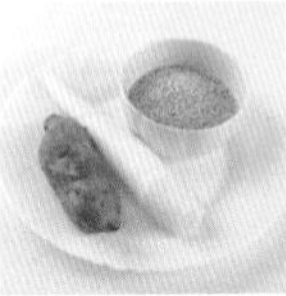

〔調味料〕

薑汁醬油

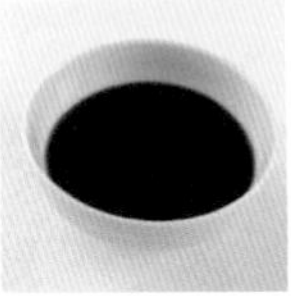

〔做法〕

A 地瓜、筊白筍洗淨切小塊，小米洗淨，泡水二~四小時。

B 鍋中放入一杯生米，洗淨後依序將小米、地瓜、筊白筍材料一起放入，鍋內水加到刻度二的位置，再放入電飯鍋中煮熟即可。

A

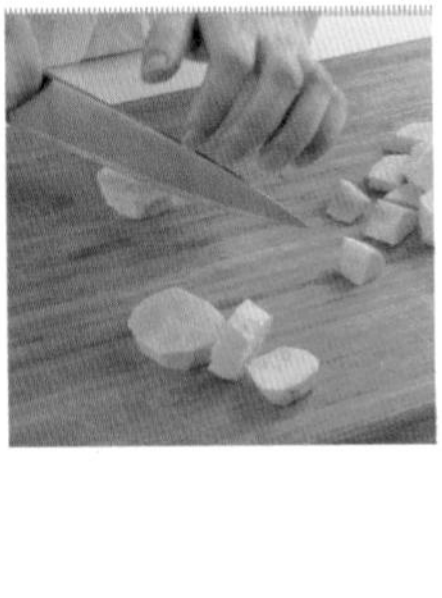

B

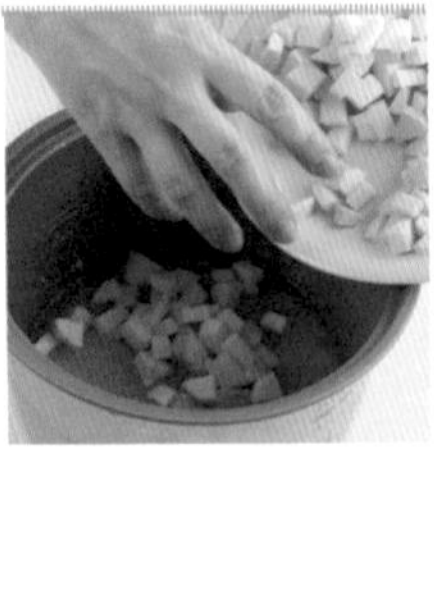

邱老師小叮嚀

有脹氣的人須將地瓜替換掉，若無皮膚過敏，可以南瓜取代。

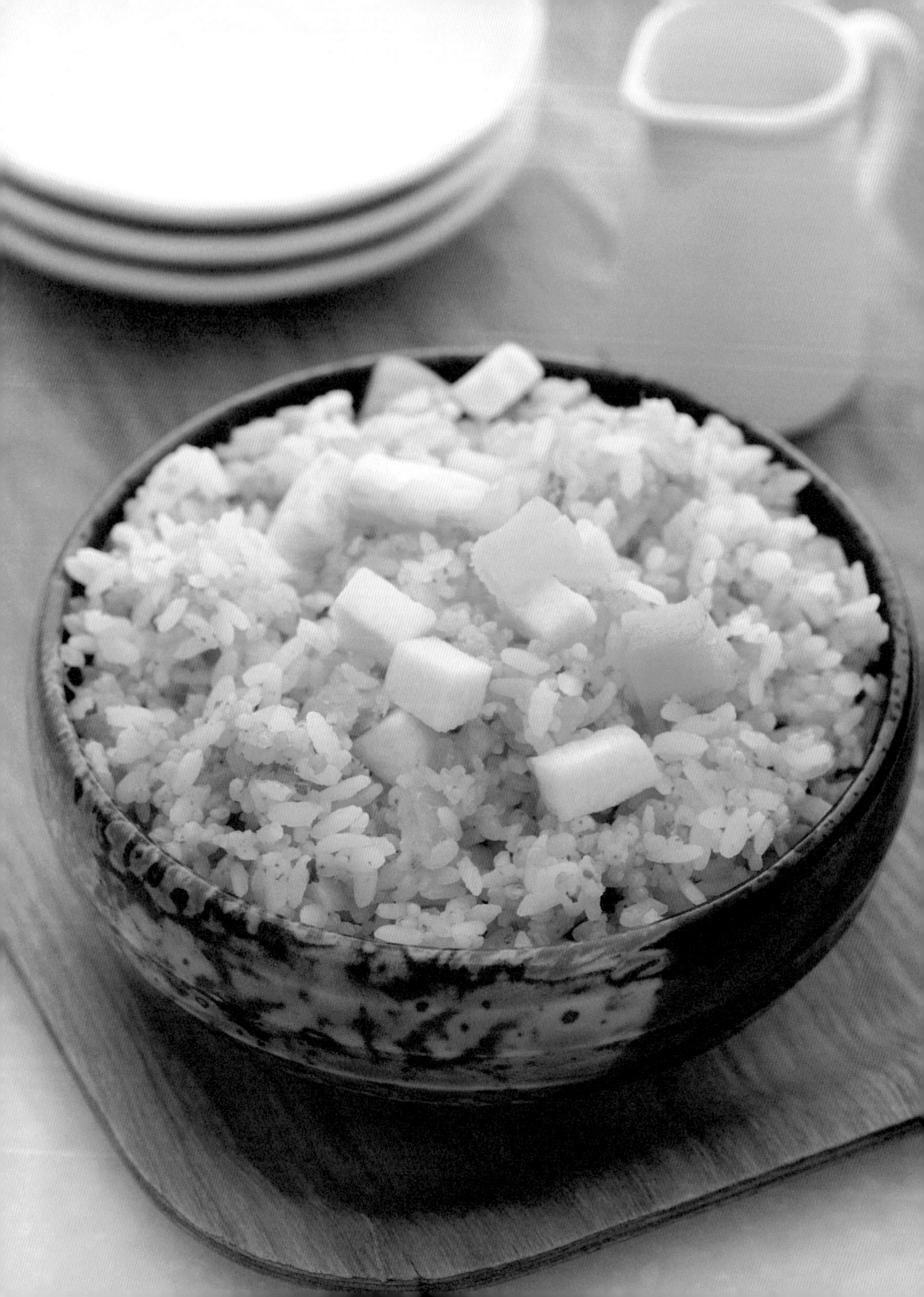

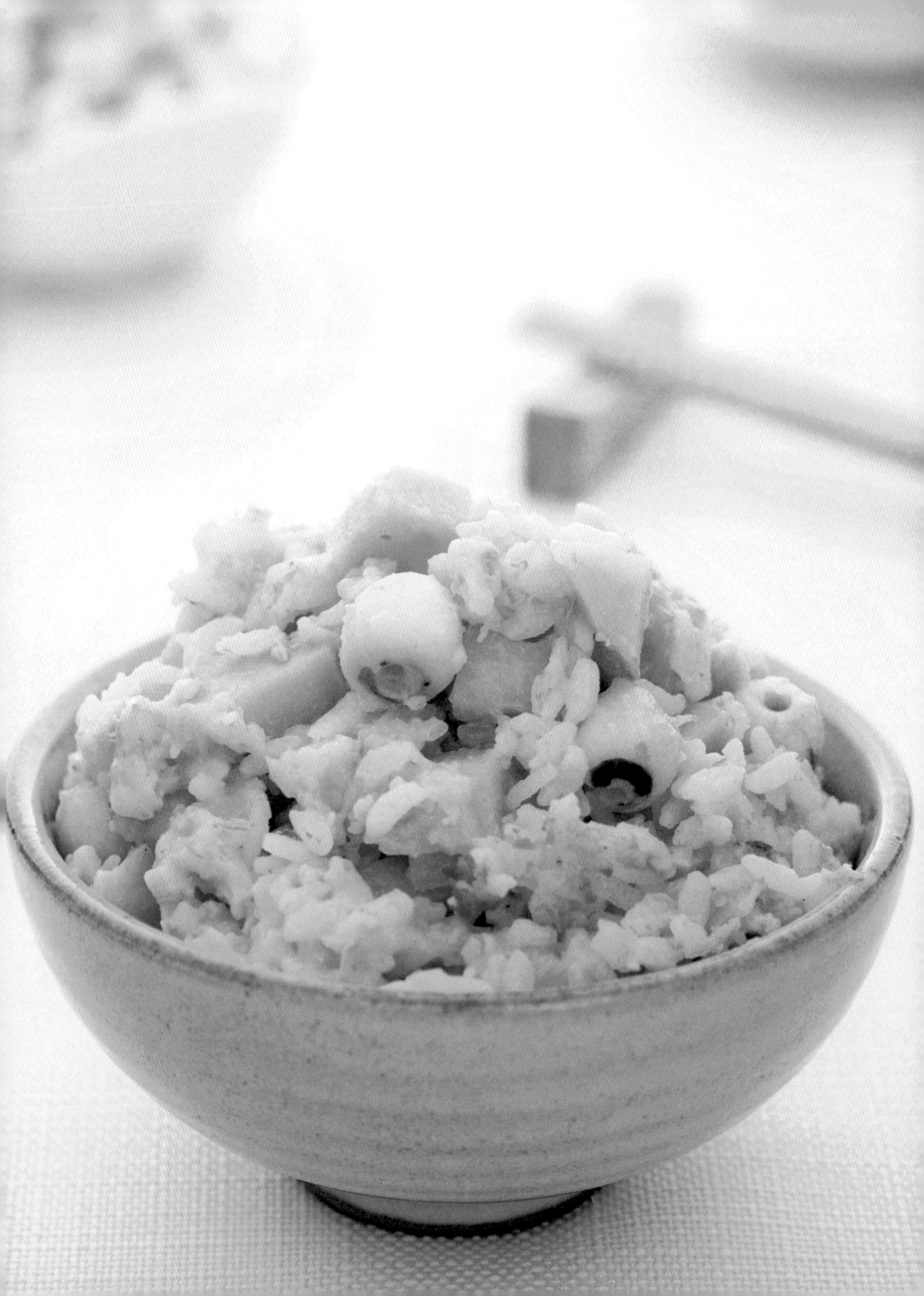

蓮藕蓮子燕麥飯

〔材料〕

蓮藕半截
蓮子約一杯半
大燕麥片約一杯
白米一杯

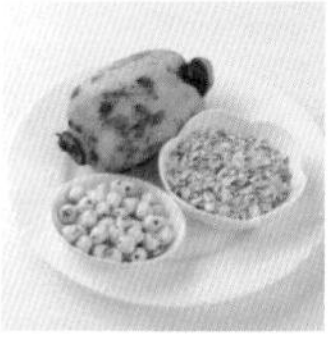

〔做法〕

A 蓮藕洗淨去皮切小塊，蓮子洗淨，白米洗淨。

B 依序加入大燕麥片、蓮子與蓮藕，鍋內水加到刻度二的位置，放入電飯鍋中煮熟，盛起前稍微攪拌均勻即可。

邱老師小叮嚀

有皮膚過敏或脹氣的人，不加燕麥。

A

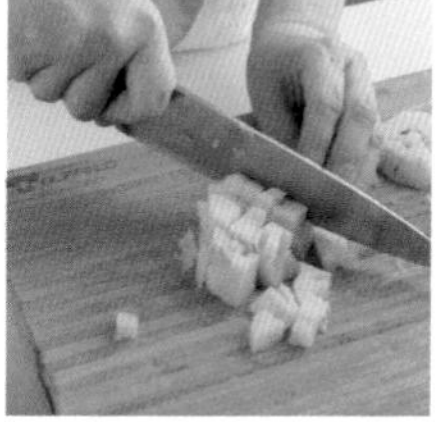

B

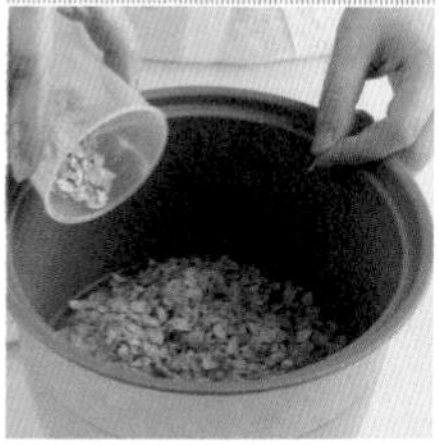

有肉、有菜、有澱粉一下就搞定

繽紛炒飯

〔材料〕

甜豆筴半碗、白飯一碗

紫高麗菜（切小片）半碗

豬肉片四～六片、新鮮核桃

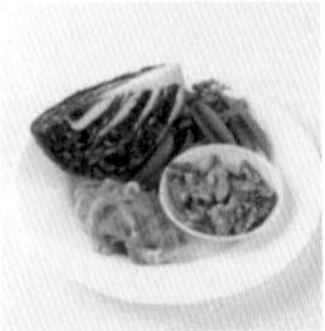

〔調味料〕

薑汁醬油、蠔油

〔做法〕

A 甜豆筴燙熟切小塊，紫高麗菜切小塊，肉片用薑汁醬油醃十～十五分鐘。

B 燒熱平底鍋，倒入些許薑汁醬油，肉片炒熟後盛起備用。在鍋中加入甜豆筴拌炒後，再將肉片與米飯加入鍋中。

C 為了維持紫高麗菜的口感與風味，最後再加入拌炒一下，馬上關火。起鍋後可加點搗碎的核桃粒裝飾提味。

A

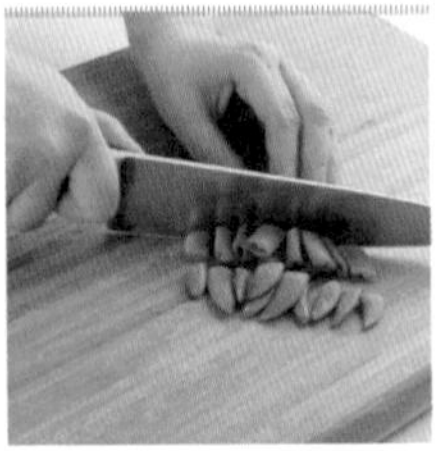

B

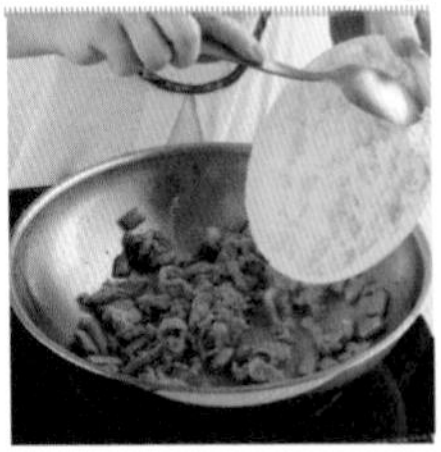

C

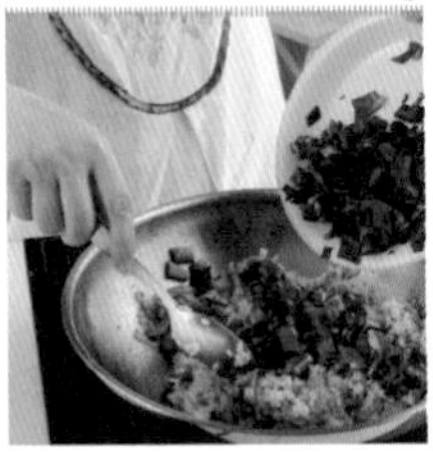

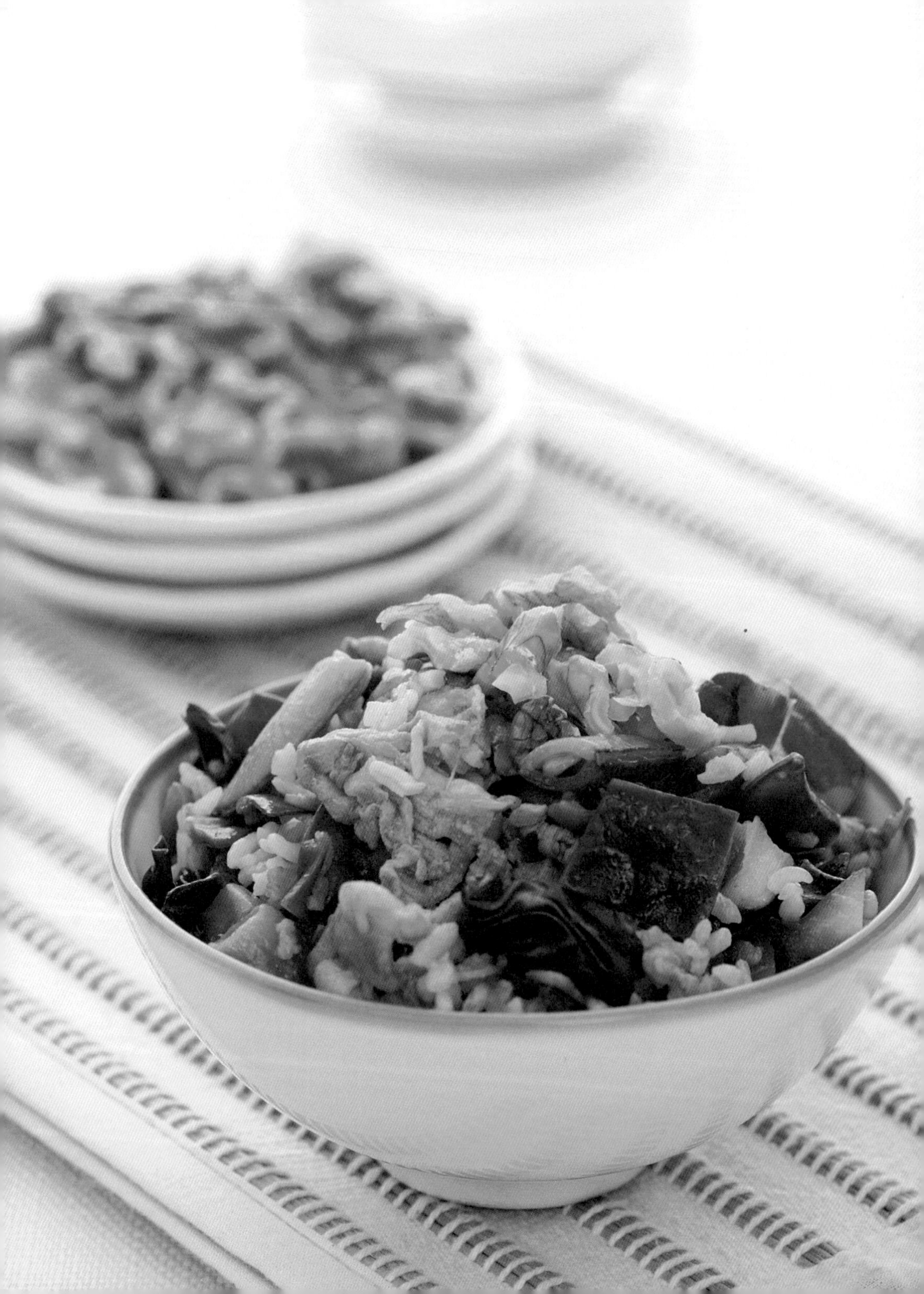

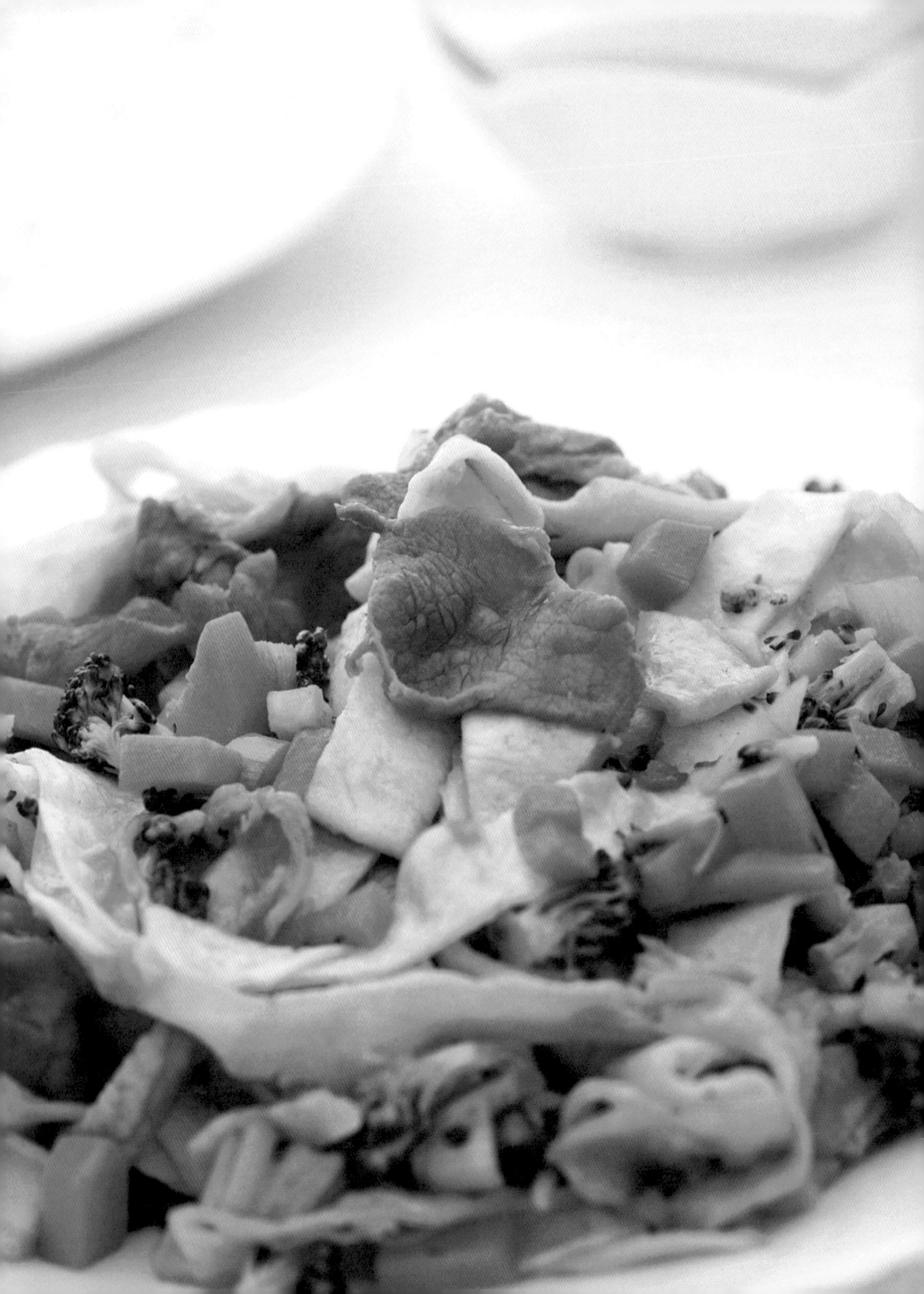

炒墨西哥餅（擇食同學會 Lulu Ma 靈感提供）

〔材料〕

青花菜四分之一朵
胡蘿蔔（切絲）半碗
羊（豬）肉片四～六片

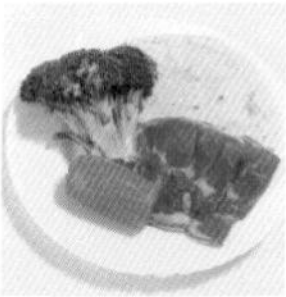

〔調味料〕

薑汁醬油

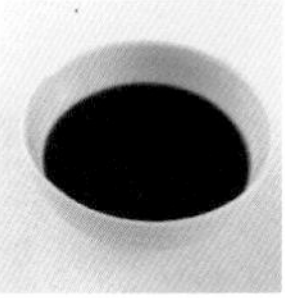

〔做法〕

A 青花菜、胡蘿蔔清洗後去皮切小塊汆燙一下。將墨西哥餅皮剪成寬寬條。

B 燒熱平底鍋，加入些許橄欖油，羊（豬）肉片炒熟後，盛起備用。再將青花菜、胡蘿蔔放入鍋中一起拌炒。

C 蔬菜料將熟時，再將肉片加回鍋中，並以薑汁醬油調味。

D 最後再加入剪開的墨西哥餅皮拌炒即可。

邱老師小叮嚀

蔬菜料可先燙過之後再下鍋炒，會比較快熟。

A

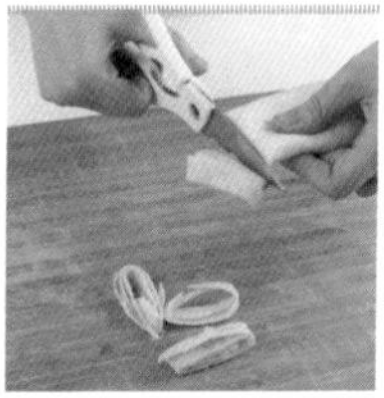

B

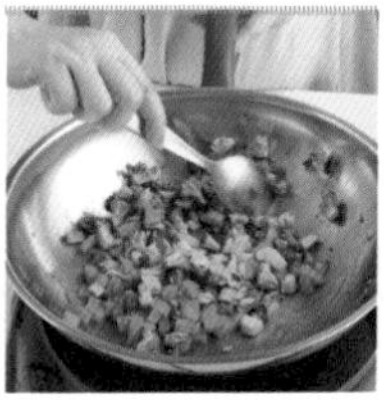

C

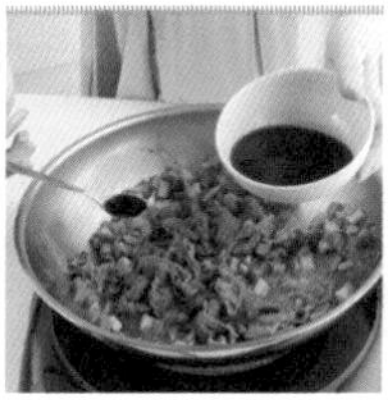

D

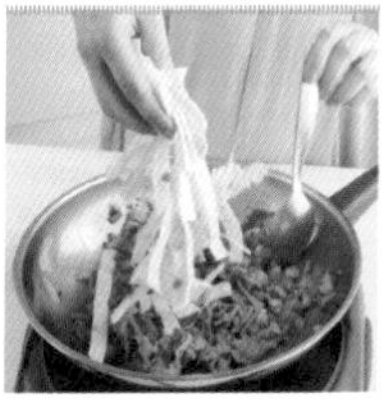

日式壽司捲

〔材料〕

西洋芹（切長條）半碗
紫高麗菜（切長條）半碗
羊肉片四～六片
海苔一片
白飯約半～一碗

〔調味料〕

薑汁醬油

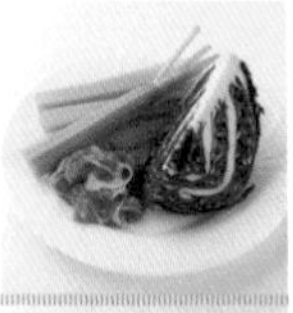

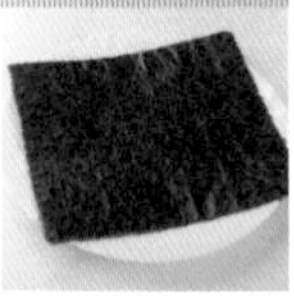

〔做法〕

A 羊肉片先用薑汁醬油醃五分鐘，以錫箔紙盛裝，放到烤箱烤熟後取出，將切長條的西洋芹和紫高麗菜混合烤出的肉汁，烤一分鐘。

B 取一張海苔，將白飯鋪上，把烤好的肉片平鋪在上面，再放上蔬菜料。

C 將海苔捲起，手指頭沾點水，將開口黏起。捲好切成長段即可。

A

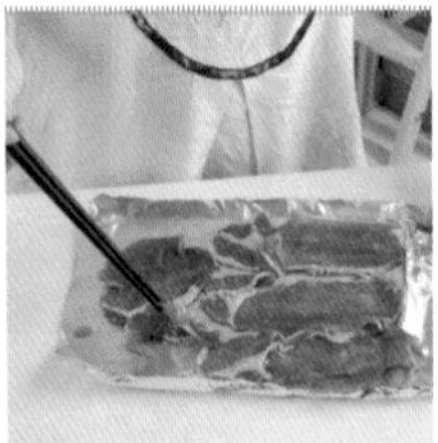

B

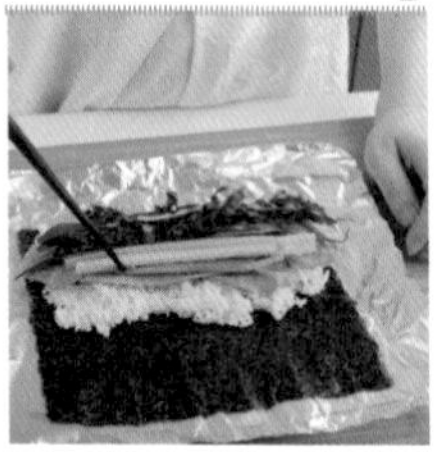

C

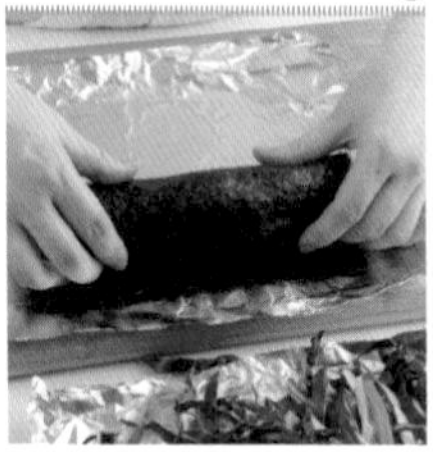

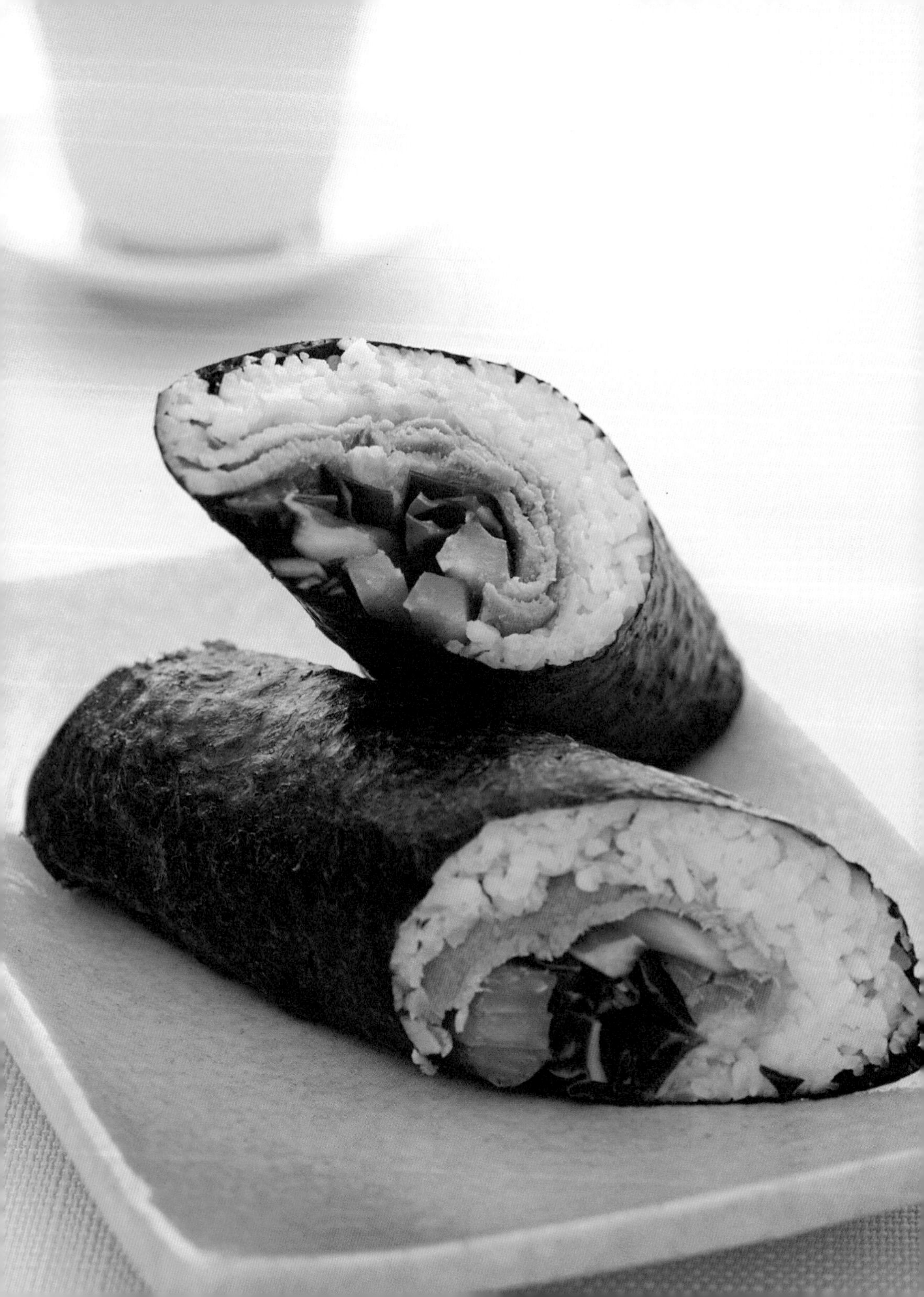

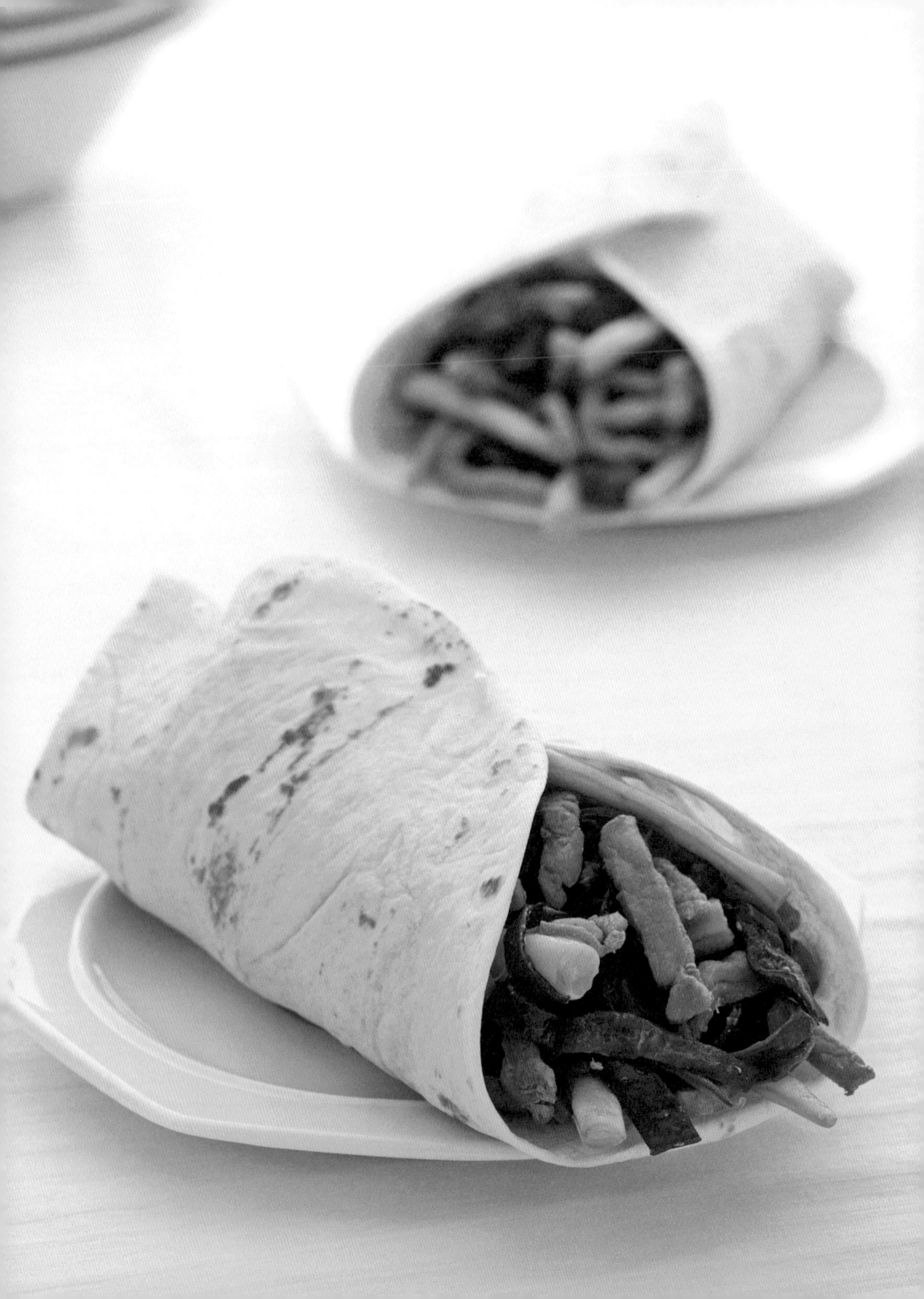

黑木耳四季豆豬肉絲捲餅

〔材料〕

黑木耳（切絲）半碗

四季豆（切段）半碗

豬肉絲一個拳頭大小或七十五克

墨西哥餅皮一片

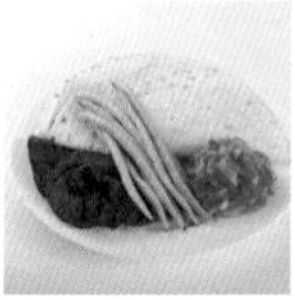

〔調味料〕

薑汁醬油

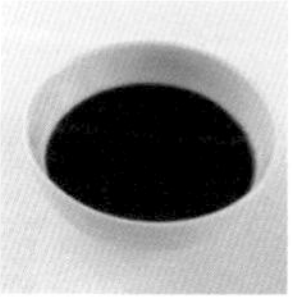

〔做法〕

A 黑木耳切絲、四季豆切段。墨西哥餅皮先烤熱。先將肉絲炒開盛起備用。

B 再將黑木耳與四季豆放入鍋中拌炒，加點水與鹽巴調味，再將肉絲加回鍋中一同拌炒。

C 所有食材拌炒完成，放入墨西哥餅皮中，先將下方餅皮往上折，再將左右兩邊餅皮折起，用牙籤固定即可。

A

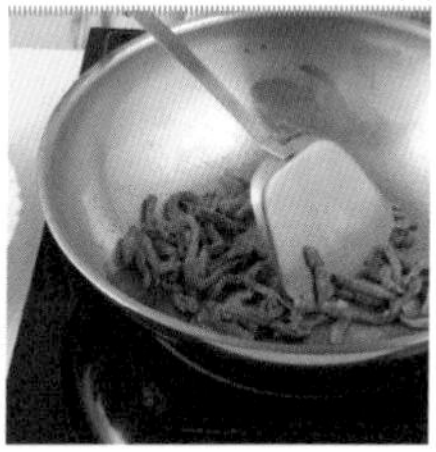

B

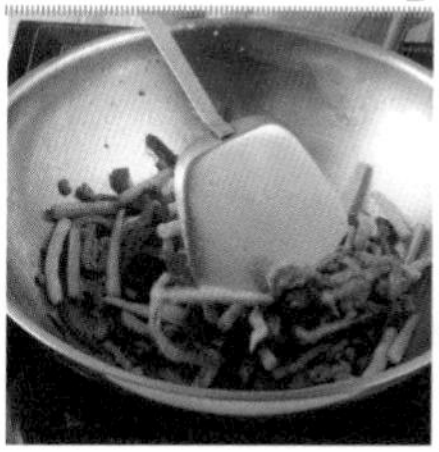

C

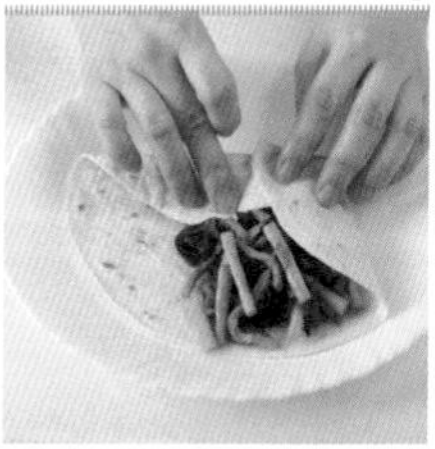

番茄玉米絞肉口袋餅

〔材料〕

番茄（切塊）半碗

新鮮玉米粒半碗、Pita 餅一片

絞肉約一個拳頭大小或七十五克

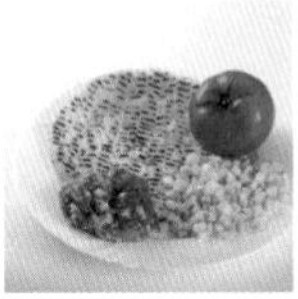

〔調味料〕

薑汁醬油

〔做法〕

A 番茄切塊，切下玉米粒（也可用罐頭玉米粒替代）。將 Pita 餅烤熱對切，整理出可以盛裝食材的口袋。

B 先燒熱平底鍋，將絞肉炒開，再放入蔬菜料一同拌炒，加點薑汁醬油調味。

C 所有材料都炒熟後，即可裝入 Pita 餅中食用。

邱老師小叮嚀

肝臟功能不佳以及皮膚過敏的人，請將玉米替換掉。

A

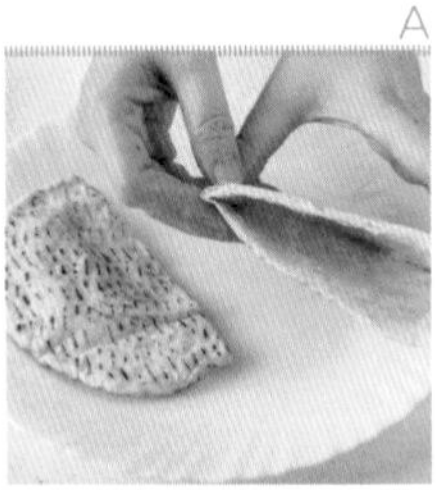

B

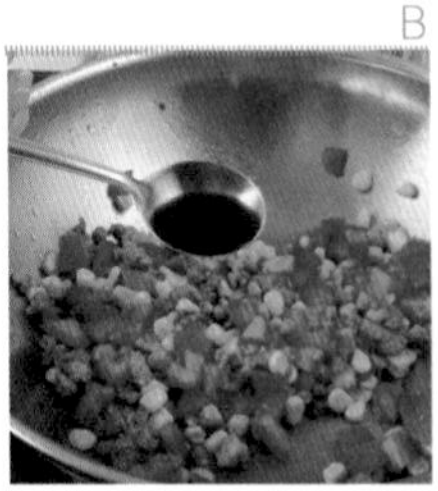

C

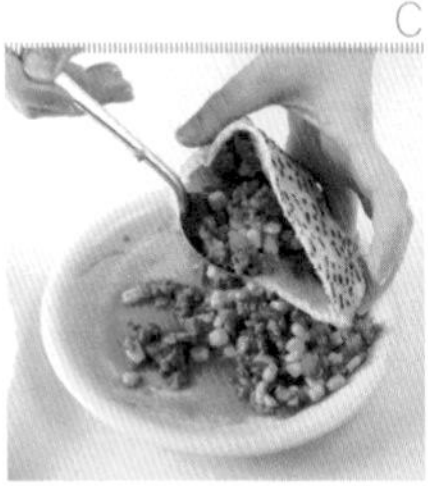

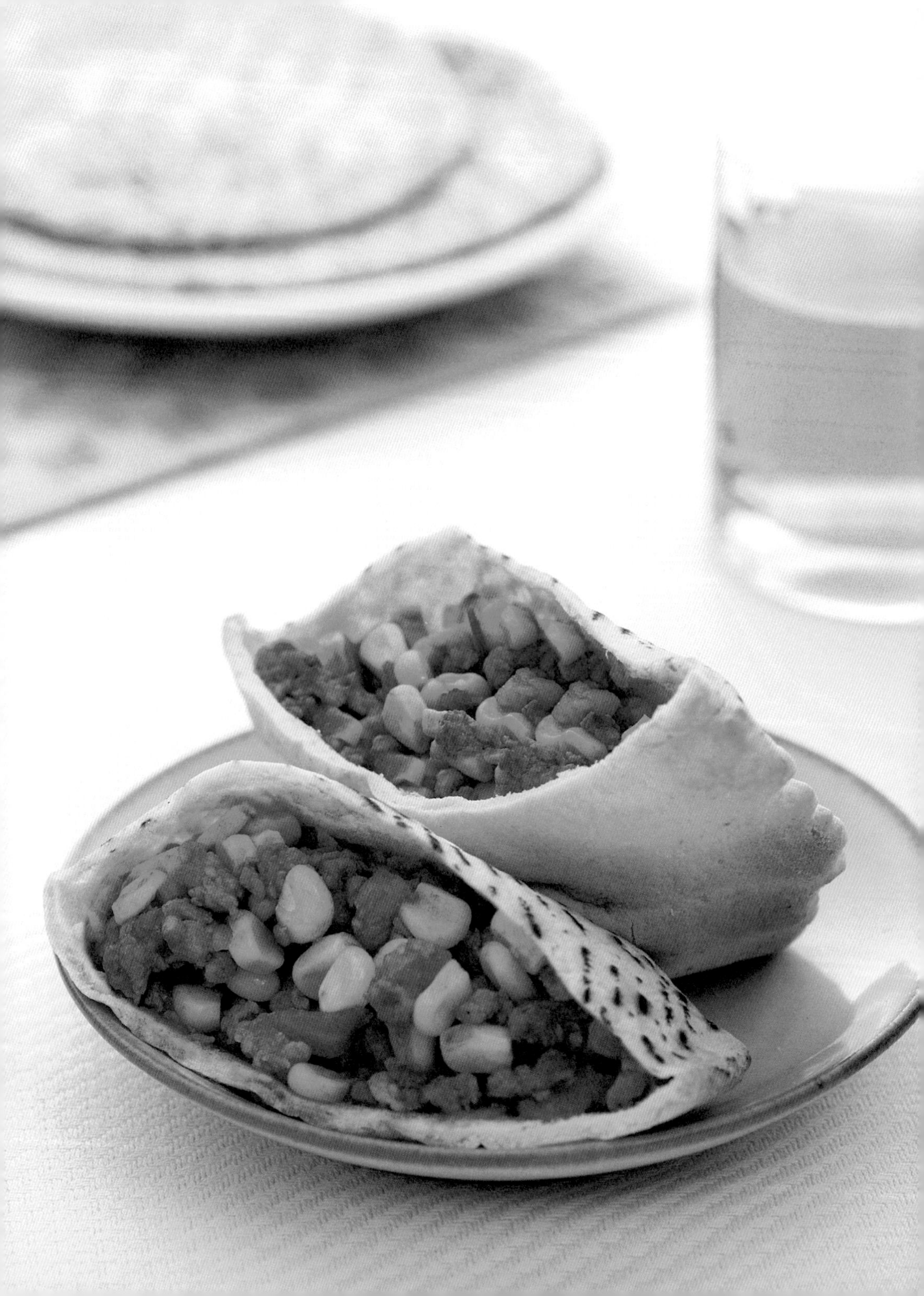

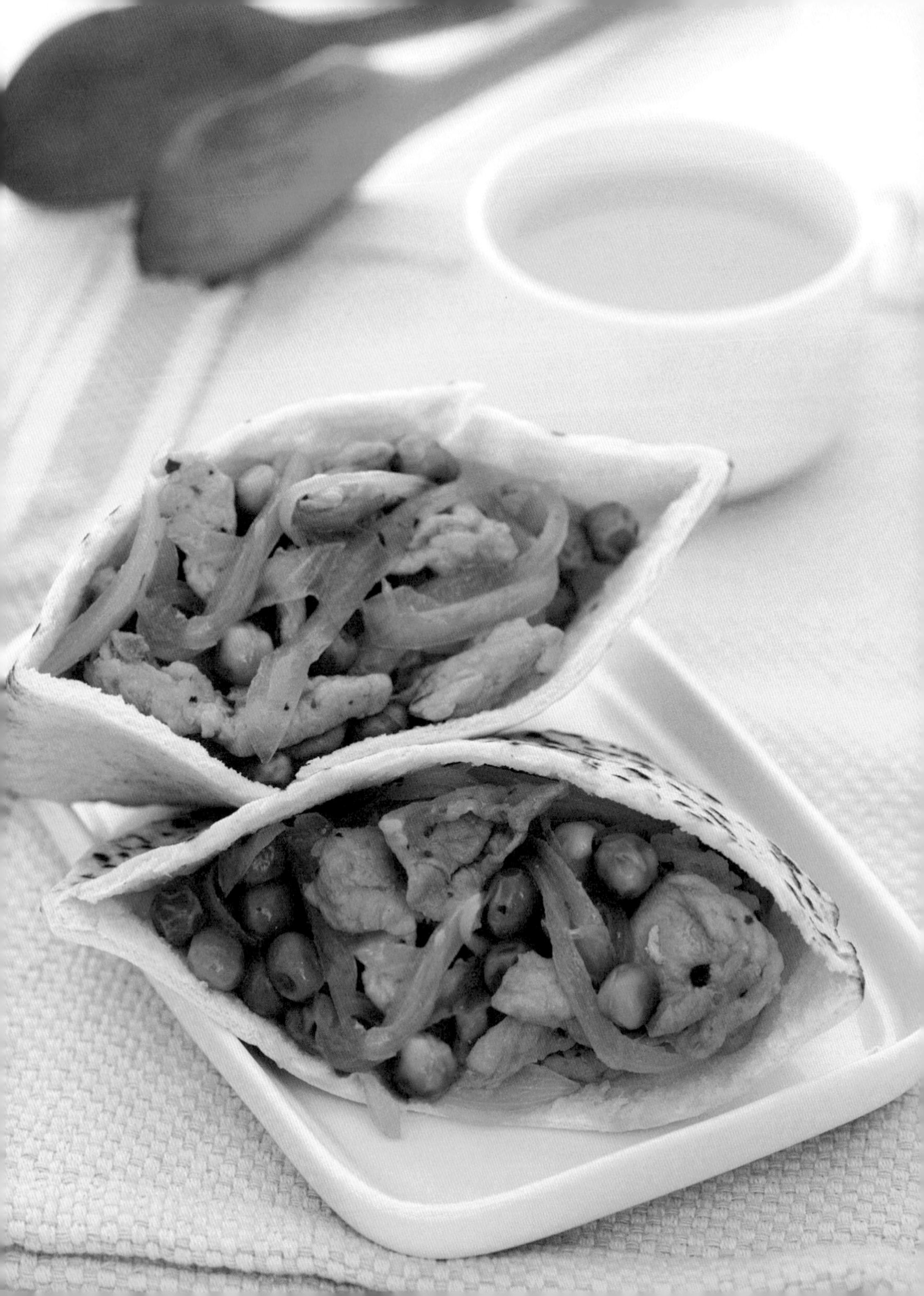

豬肉洋蔥青豆口袋餅

〔材料〕

洋蔥四分之一顆、青豆半碗
豬肉片四～六片
Pita餅一片

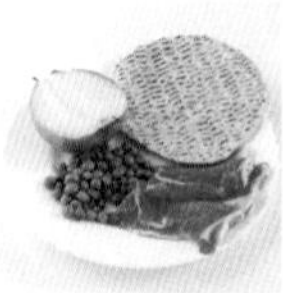

〔調味料〕

西式香料
鹽巴、白酒

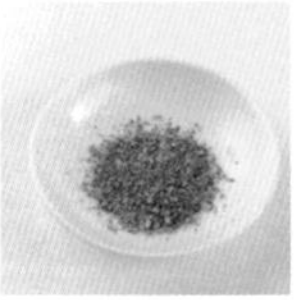

〔做法〕

A 洋蔥切丁或切絲，將Pita餅烤熱對切，整理出可以盛裝食材的口袋。

B 平底鍋燒熱，加入些許橄欖油，先炒熟豬肉片，盛起備用。

C 爆香洋蔥，洋蔥炒軟後，再加入青豆與豬肉片拌炒。

D 加入西式香料、鹽巴調味，起鍋前再加入一點點白酒提味。將炒好的菜肉料，裝進Pita餅內即可。

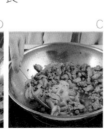

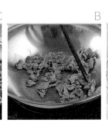

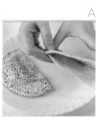

A

B

C

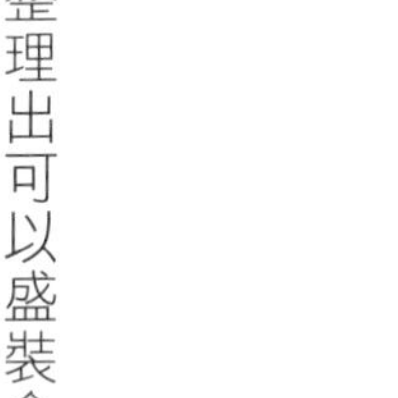

D

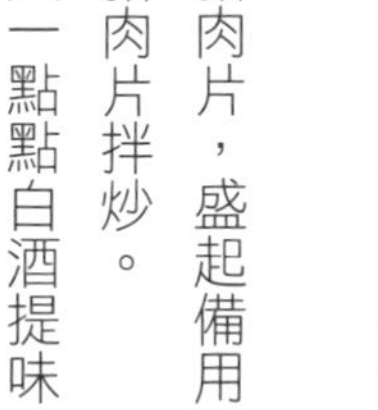

創意擇食私房菜

西洋參醉雞捲

〔材料〕

去骨雞腿一支
胡蘿蔔（切絲）三分之一碗
黑木耳（切絲）三分之一碗
西洋參約七～十片
枸杞適量

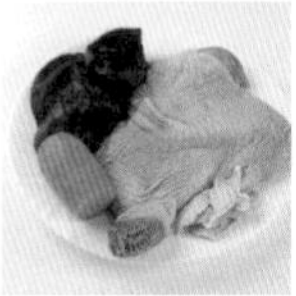

〔調味料〕

黃酒

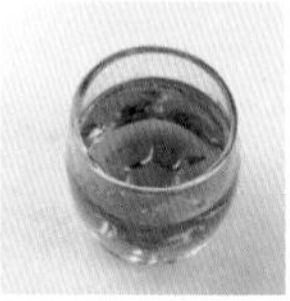

〔做法〕

A 去骨雞腿肉先用肉捶敲扁敲平至原本的一倍大。

A
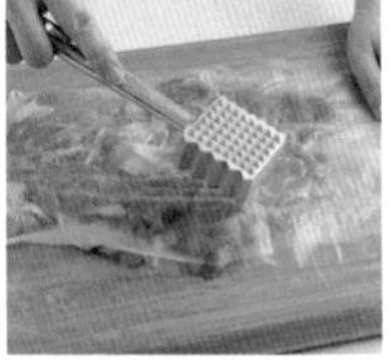

B
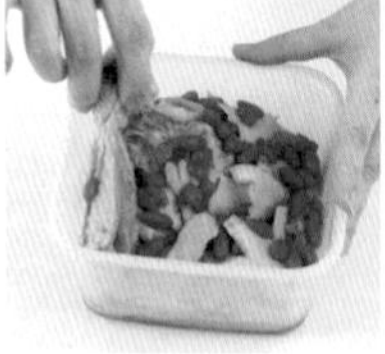

C
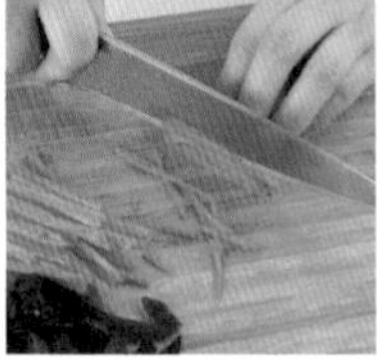

D
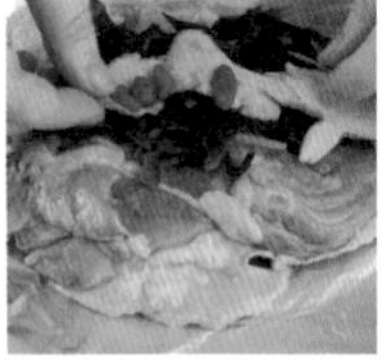

B 找一個容器，將雞腿與洗淨的西洋參與枸杞放入，倒入黃酒，淹過所有材料，放入冰箱醃泡一天一夜。

C 胡蘿蔔、黑木耳洗淨後皆切絲。

D 取一張錫箔紙攤開，取出浸泡過的雞腿肉，放入所有的蔬菜料，再將西洋參和枸杞一起撈起放在雞腿上。

E 將雞腿肉捲起後，再用錫箔紙包捲起來，成糖果狀，放進電鍋蒸十~十五分鐘。

F 蒸好後再燜個十五分鐘後取出，放在室溫冷卻後，即可切片盛盤。

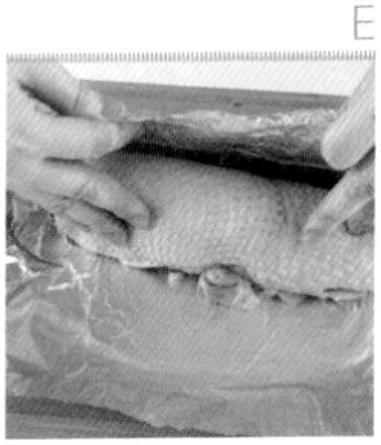

E

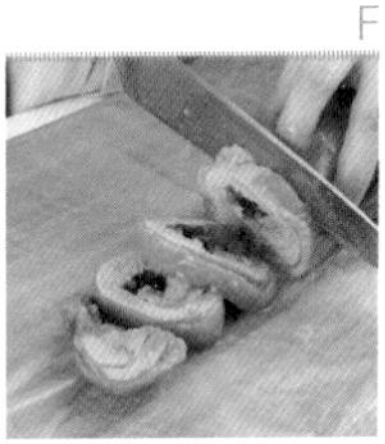

F

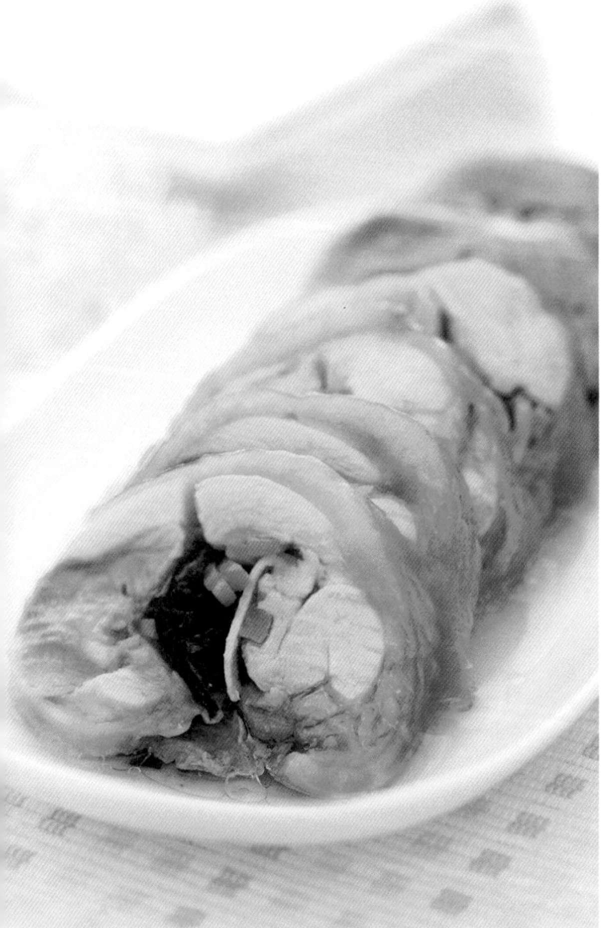

透抽黃金鑲飯

〔材料〕

透抽或烏賊一尾

青豆三分之一碗

胡蘿蔔（切小塊）三分之一碗

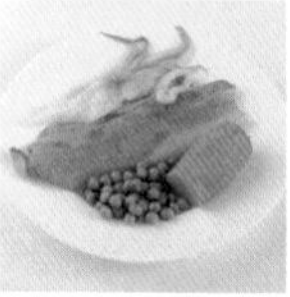

〔調味料〕

薑黃粉

西式香料

鹽巴、白酒

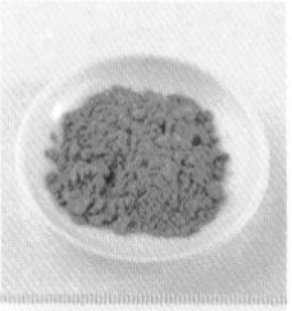

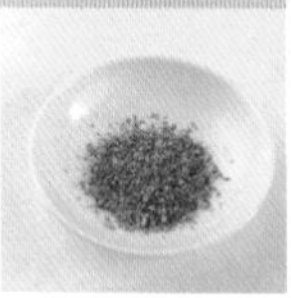

〔做法〕

A 透抽清洗後，先用叉子戳洞，用一點薑汁、鹽巴、白酒和西式香料醃一個晚上。

B 將薑黃粉加入洗好的米中，放入電鍋蒸。

C 青豆和胡蘿蔔洗淨後切丁，先用滾水燙熟或用電鍋蒸熟，加

A

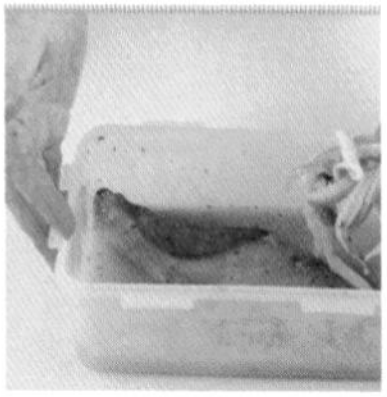

B

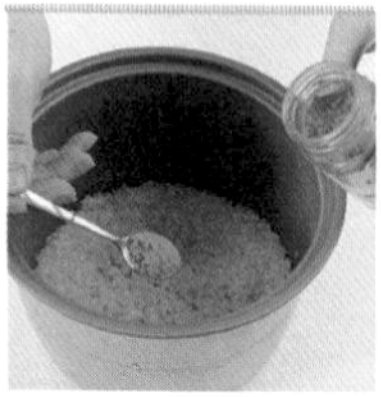

C

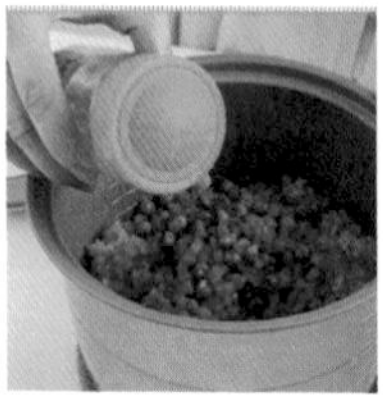

入煮好的薑黃飯中，再加入橄欖油拌一拌。

D 拌勻後塞入透抽或烏賊內，塞滿後再放入電鍋，外鍋放一杯水蒸熟即可。

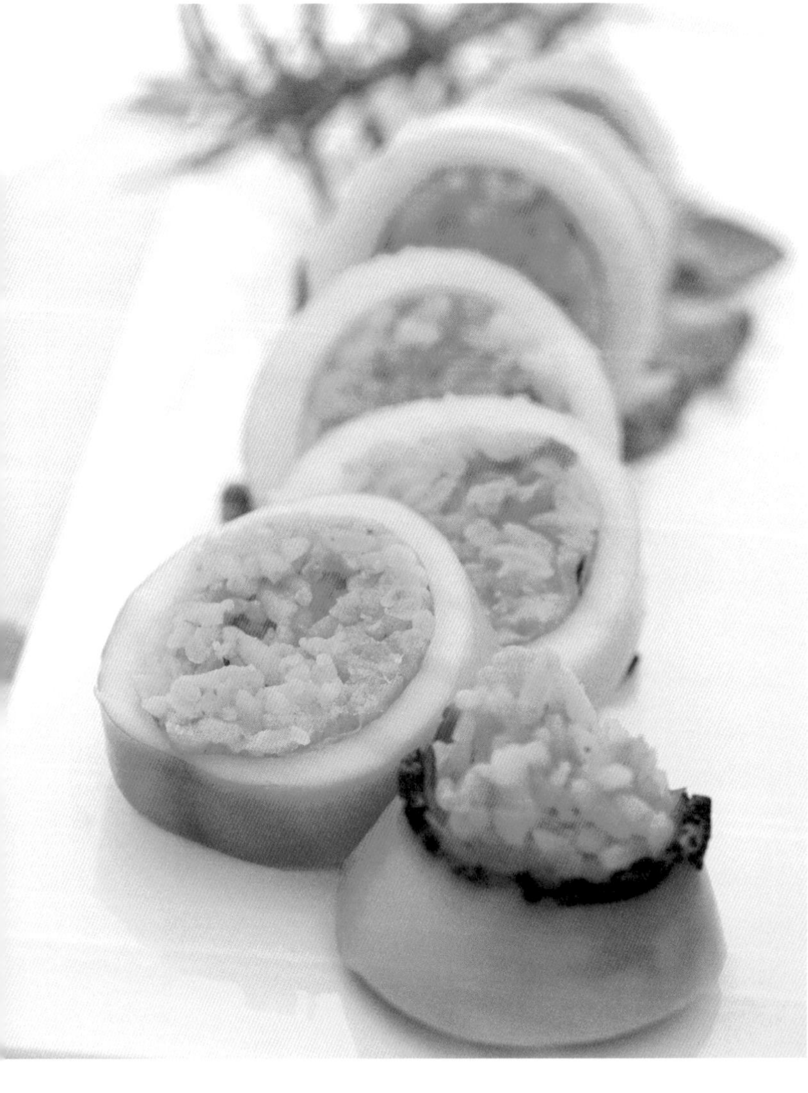

D

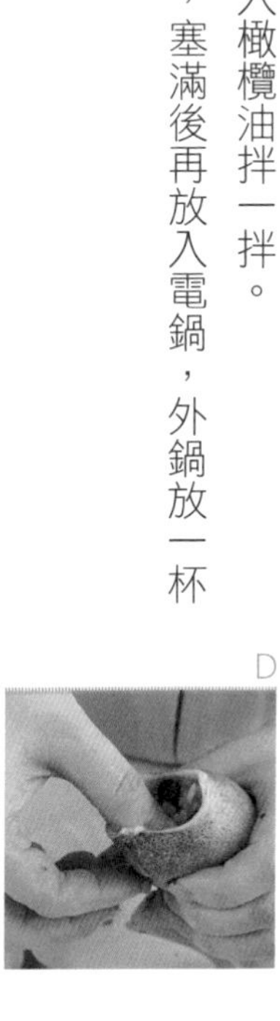

桂花醬燒雞腿肉

〔材料〕

桂花一小碟

去骨雞腿一支

薑片少許

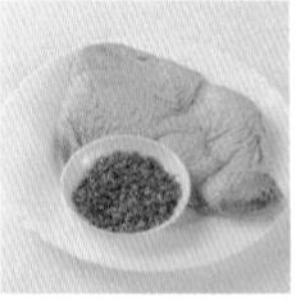

〔調味料〕

薑汁醬油

蠔油

黃酒

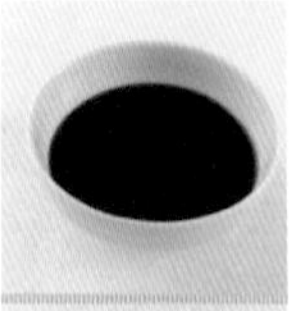

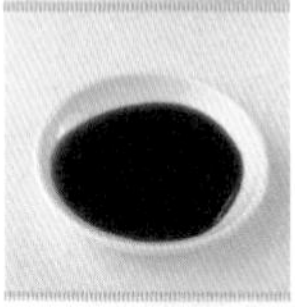

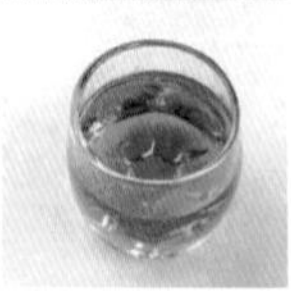

〔做法〕

A 將去骨雞腿排拍扁，切小塊，用薑汁醬油先醃約二～三小時。

B 桂花先用熱開水燙過一次。沖點熱開水，將桂花的香味燜出來。用燜桂花的水調蠔油，再加點黃酒，調製桂花醬。

C 燒熱平底鍋，爆香薑片，放入雞塊拌炒，炒至雞腿塊半熟，

A

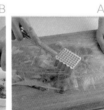

B

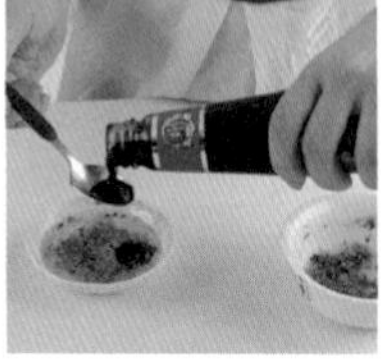

C

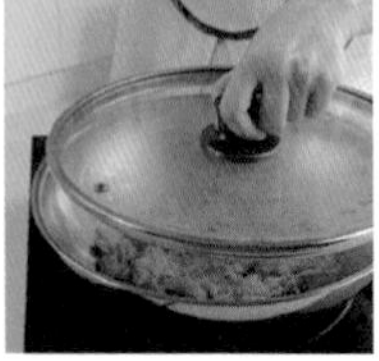

加點水蓋上鍋蓋燜一下。

D 放入調好的桂花蠔油醬，入鍋燒煮，煮至湯汁收乾即可盛盤。

邱老師小叮嚀

有三高問題的人，請把雞皮去掉再料理。

D

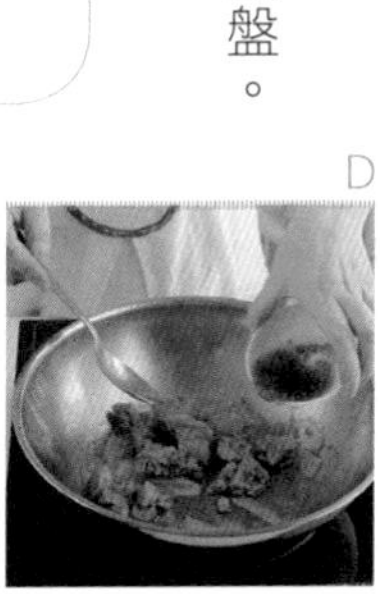

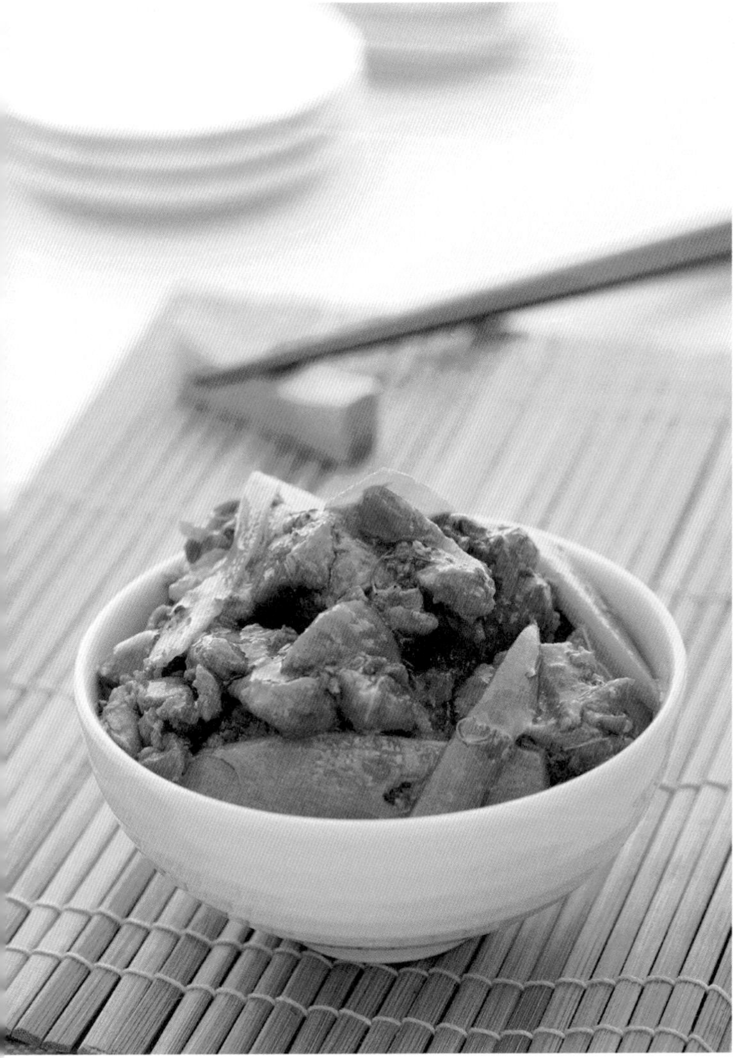

橙香蠔油豬排

〔材料〕

梅花肉排一塊
紅椒（切塊）半碗
鴻禧菇半碗
香吉士一顆

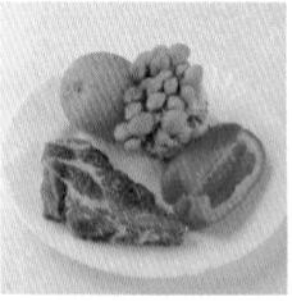

〔調味料〕

薑汁醬油
西式香料
蠔油

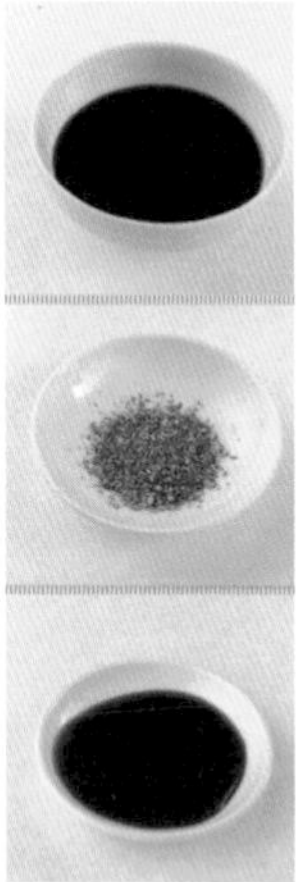

〔做法〕

A 豬排肉先用肉捶敲一下，用薑汁醬油醃約十~十五分鐘，也可加點西式香料一起醃。

B 削去香吉士橘色表皮，小心不要削到白色的部分，將外皮剁

A

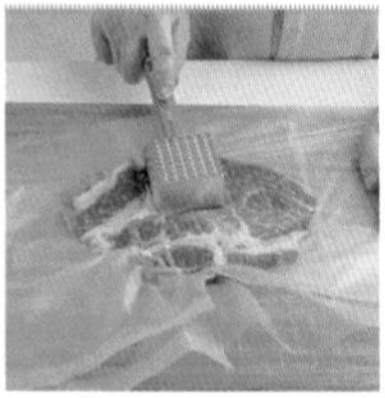

B

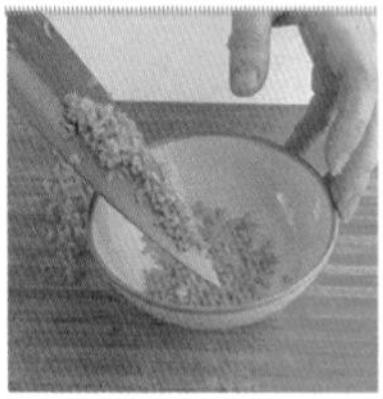

C

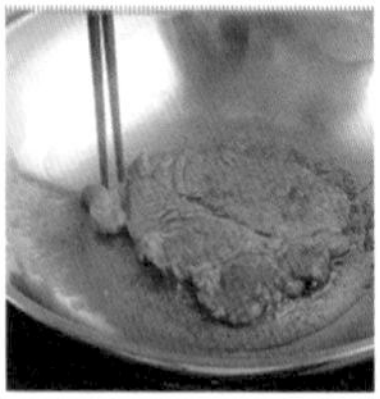

切成末，就是橙皮。

C 豬排肉醃好後放入平底鍋以中小火煎熟，取出備用。

D 鍋子倒入紅椒和鴻禧菇炒軟，再加入蠔油與一點點水炒熟後，加入一匙橙皮與西式香料。調拌均勻後，淋上豬肉排。

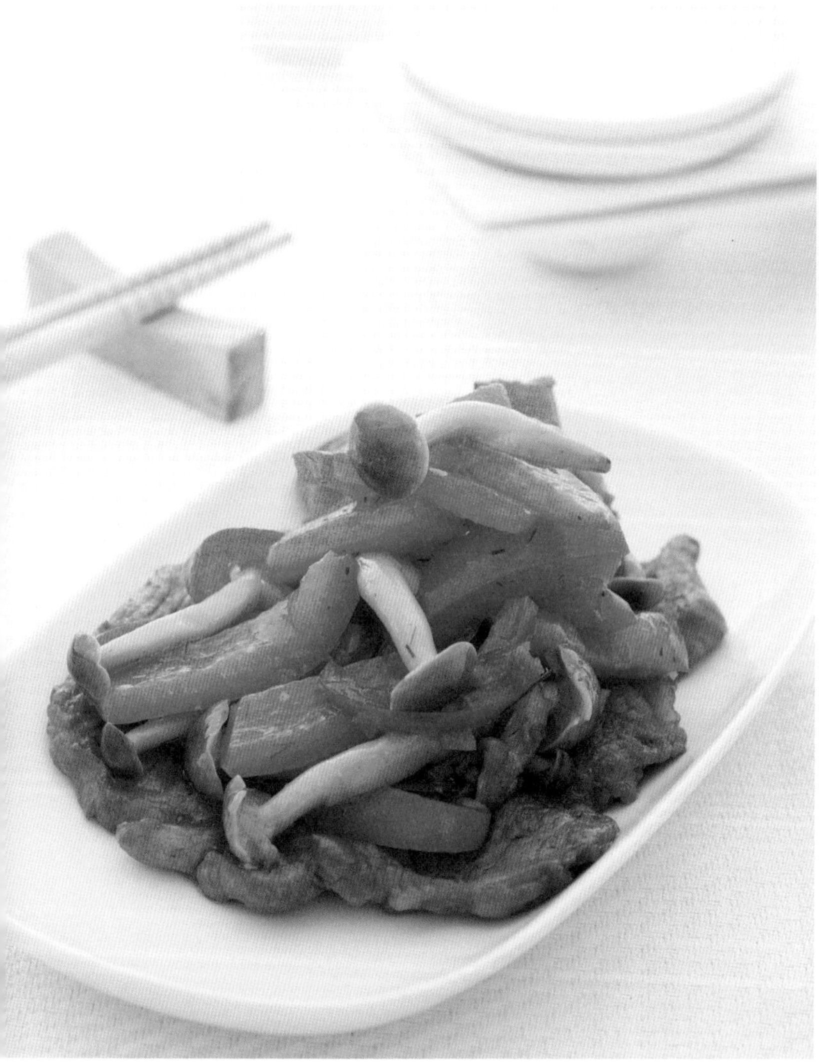

D

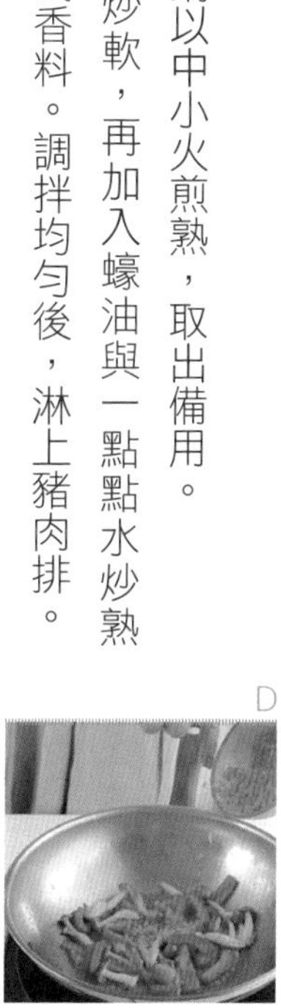

雙冬春雨

〔材料〕

香菇三朵、冬粉一份
高麗菜（切絲）半碗
絞肉約一個拳頭大小或七十五克

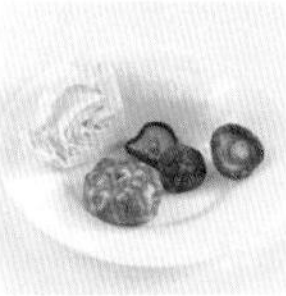

〔調味料〕

薑汁醬油

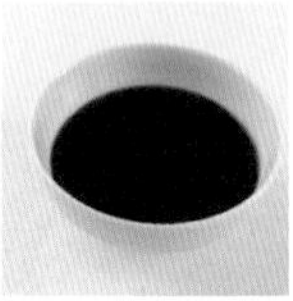

〔做法〕

A 高麗菜切絲、香菇切絲。絞肉用薑汁醬油醃十～十五分鐘。冬粉先燙好備用。

B 燒熱平底鍋，加入些許橄欖油，先將絞肉炒開，盛起備用。

C 將香菇放入鍋中爆香，再加入高麗菜絲拌炒，加入薑汁醬油調味。可加點水幫助所有材料味道完美混合。

D 加入絞肉與燙熟的冬粉，再一起拌炒直到湯汁收乾即可。

A

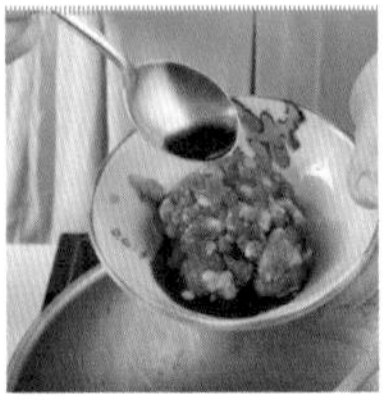

B

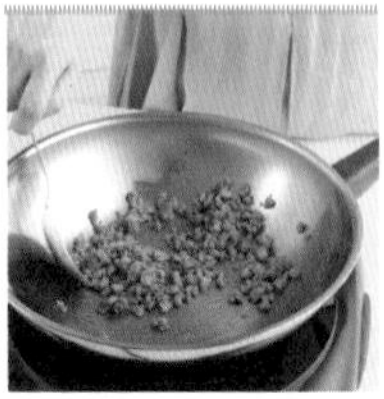

C

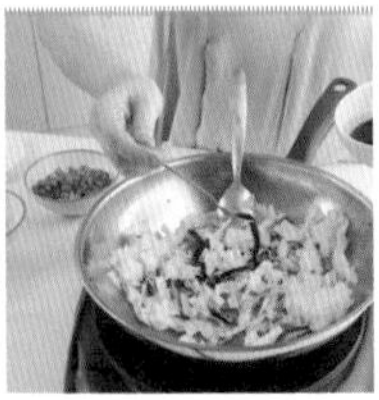

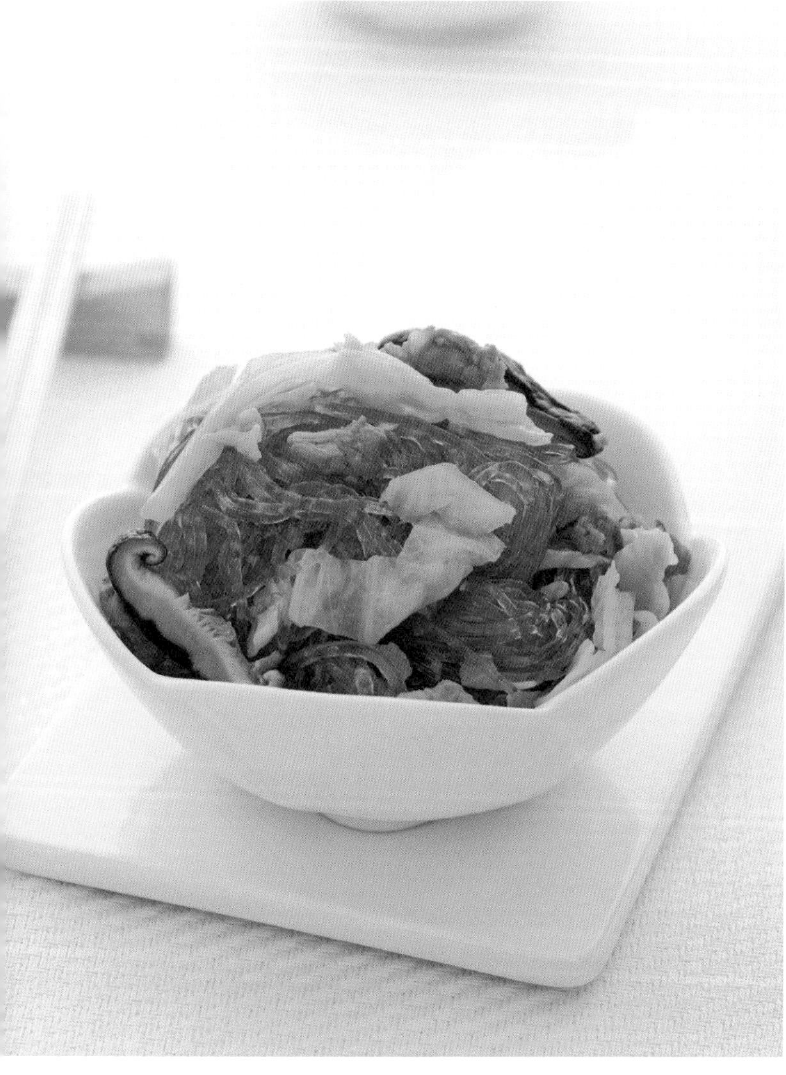

邱老師小叮嚀

如果你喜歡橙皮的味道，也可以在這道菜中加入一些喔！

D

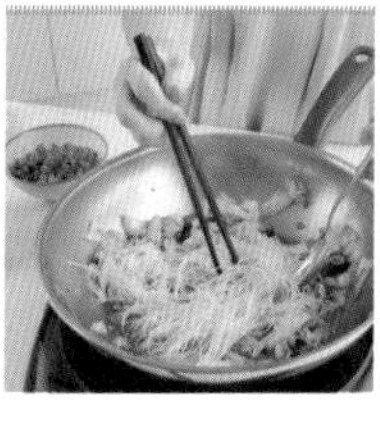

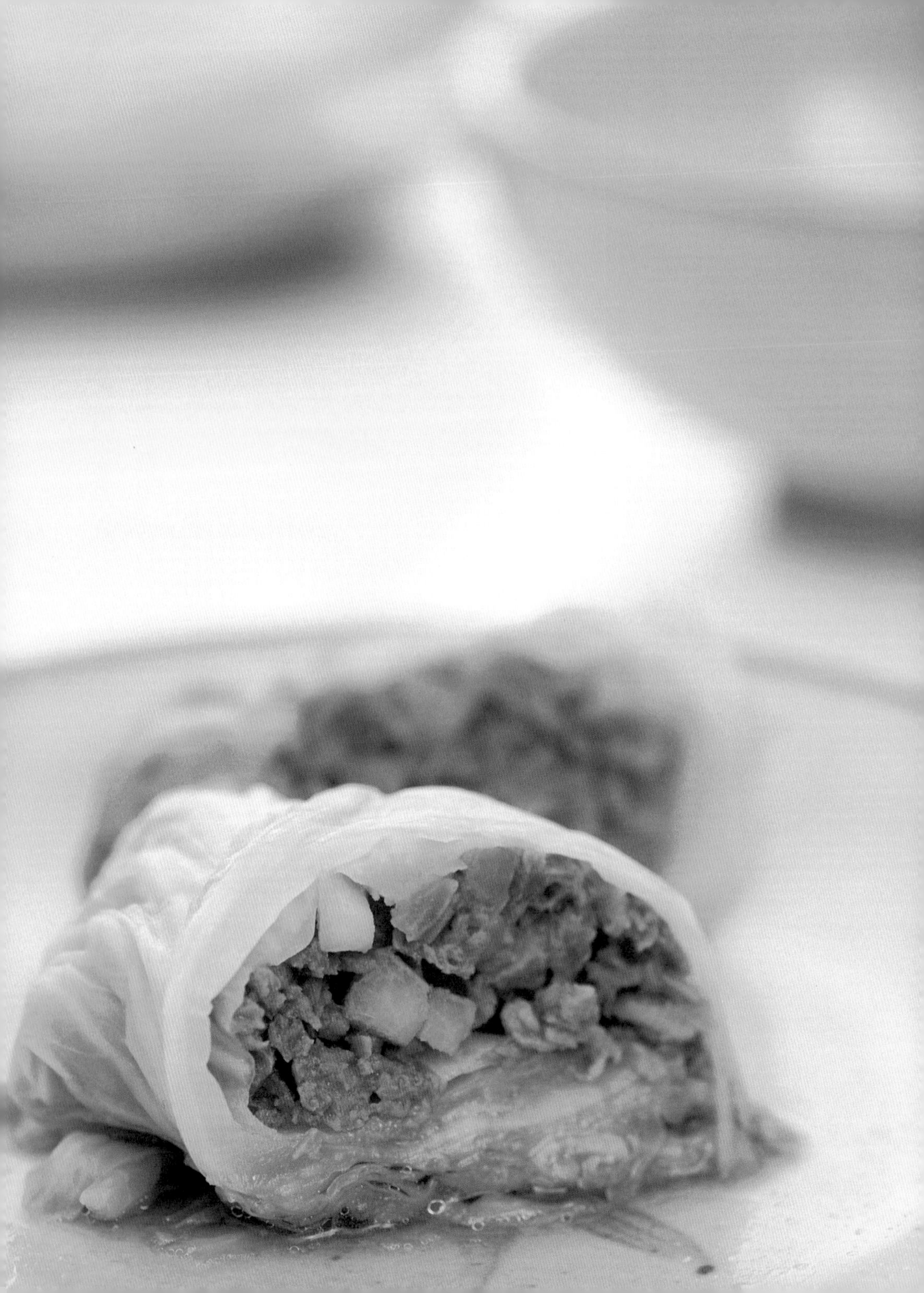

馬蹄高麗菜肉捲（擇食讀者王逸安提供）

〔材料〕

高麗菜葉數片

馬蹄約四顆

絞肉約一個拳頭大小、粗棉線

〔調味料〕

薑汁醬油

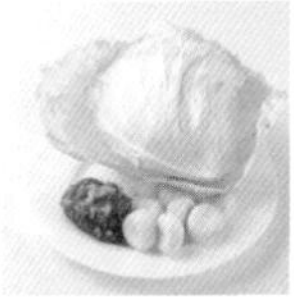

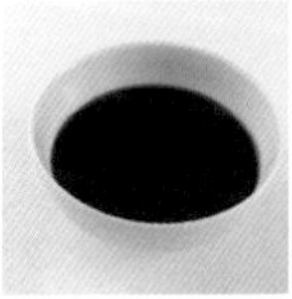

〔做法〕

A 馬蹄切碎，加入絞肉中摔打，用薑汁醬油醃一個晚上。

B 高麗菜先燙軟，把硬梗的部分切薄。

C 一張或兩張高麗菜當作外皮，將肉餡包捲在裡面以粗棉線綁緊，放進電鍋，外鍋放一杯水，蒸熟即可。

A

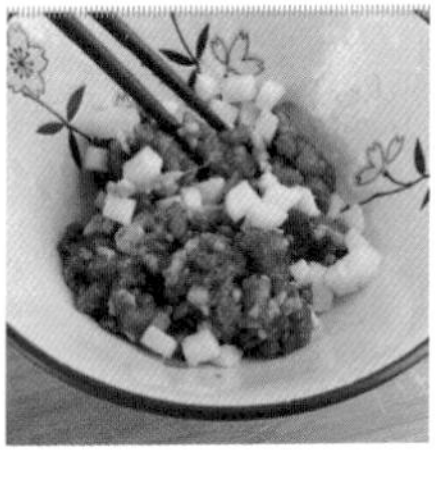

B

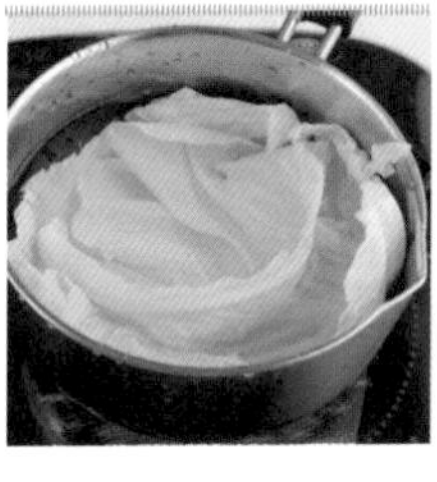

C

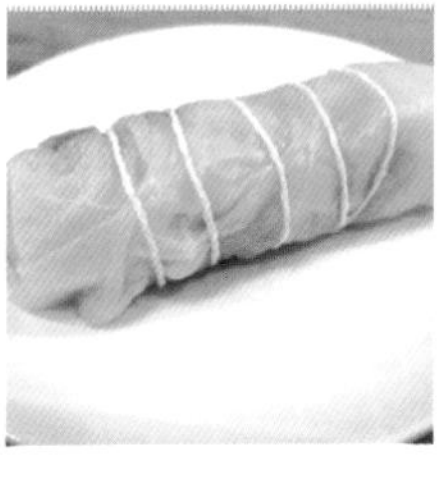

涼拌、快炒、烘烤都好吃

天麻枸杞黑白木耳炒肉片

〔材料〕

黑木耳（切絲）半碗、白木耳（泡發）半碗

羊（豬）肉片四～六片、嫩薑絲少許

〔調味料〕

天麻一小碟、枸杞一小碟

〔調味料〕

薑汁醬油

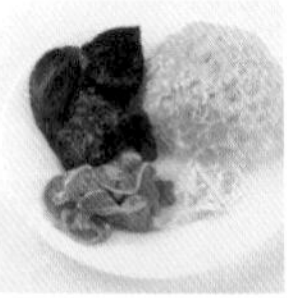

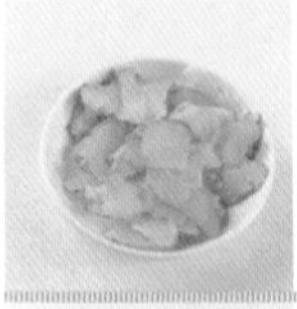

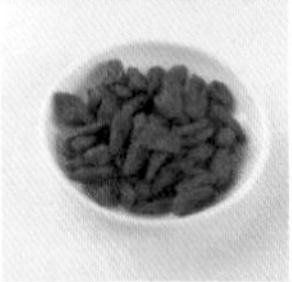

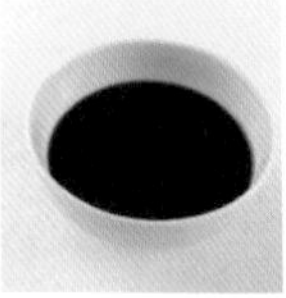

〔做法〕

A 白木耳泡發，天麻洗淨泡二十分鐘，枸杞洗淨也泡十分鐘，

A

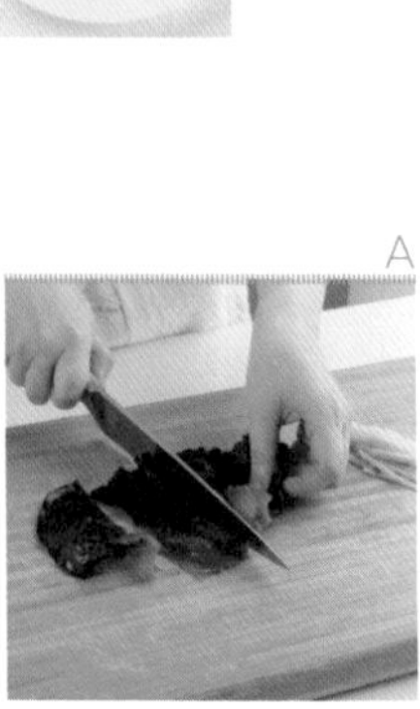

B

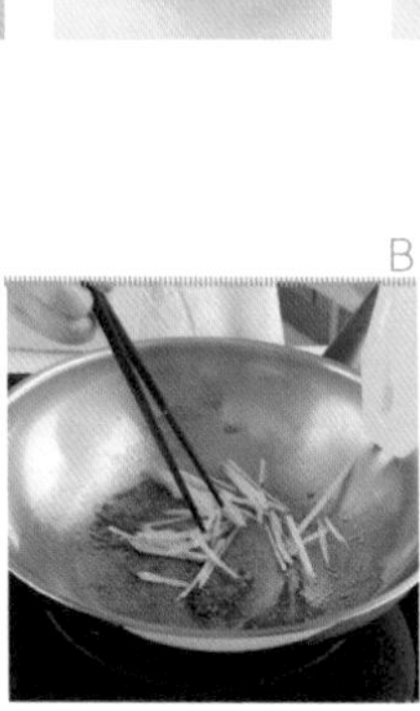

C

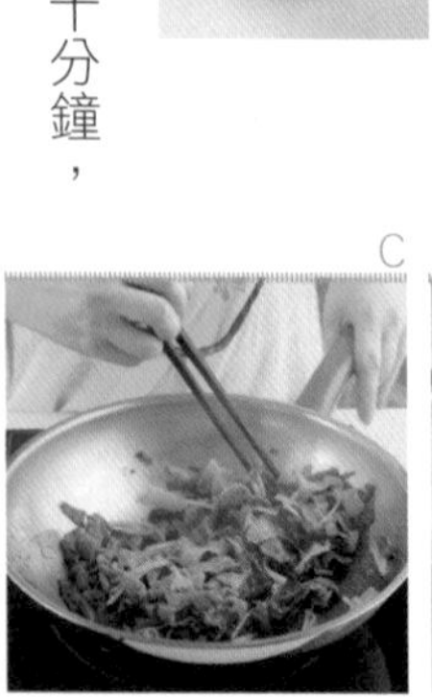

羊（豬）肉片先用薑汁醬油醃十五分鐘，黑木耳、嫩薑洗淨切絲。

B 燒熱鍋子，炒熟肉片後，盛起備用。接著以中火爆香薑絲。

C 再依序加入黑木耳、天麻、枸杞、已經炒熟的肉片。

D 最後再將泡發的白木耳與少許的水，一起拌炒一下即可。

D

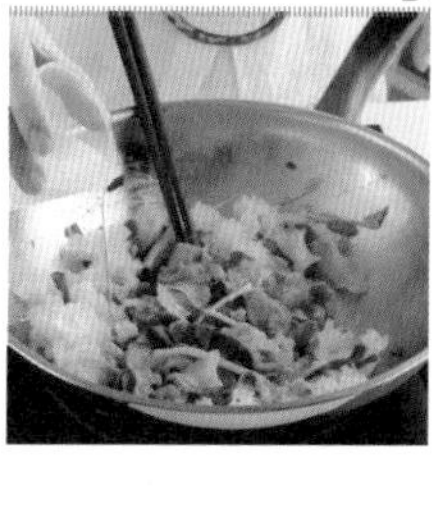

邱老師小叮嚀

白木耳要是一次沒有用完，放在冰箱冷藏即可，不過記得趁新鮮快點吃掉喔！

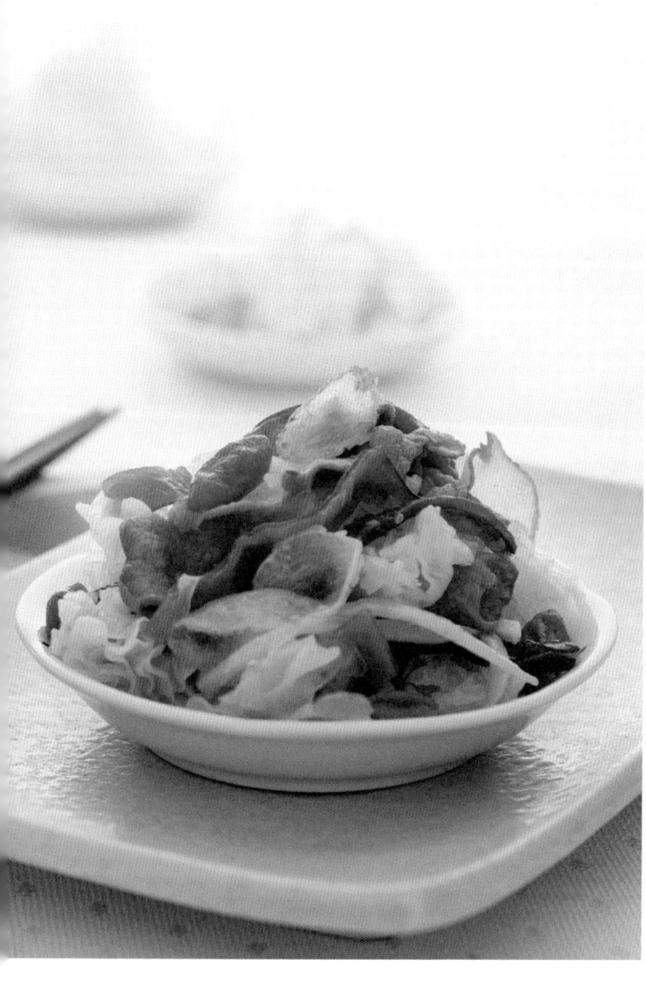

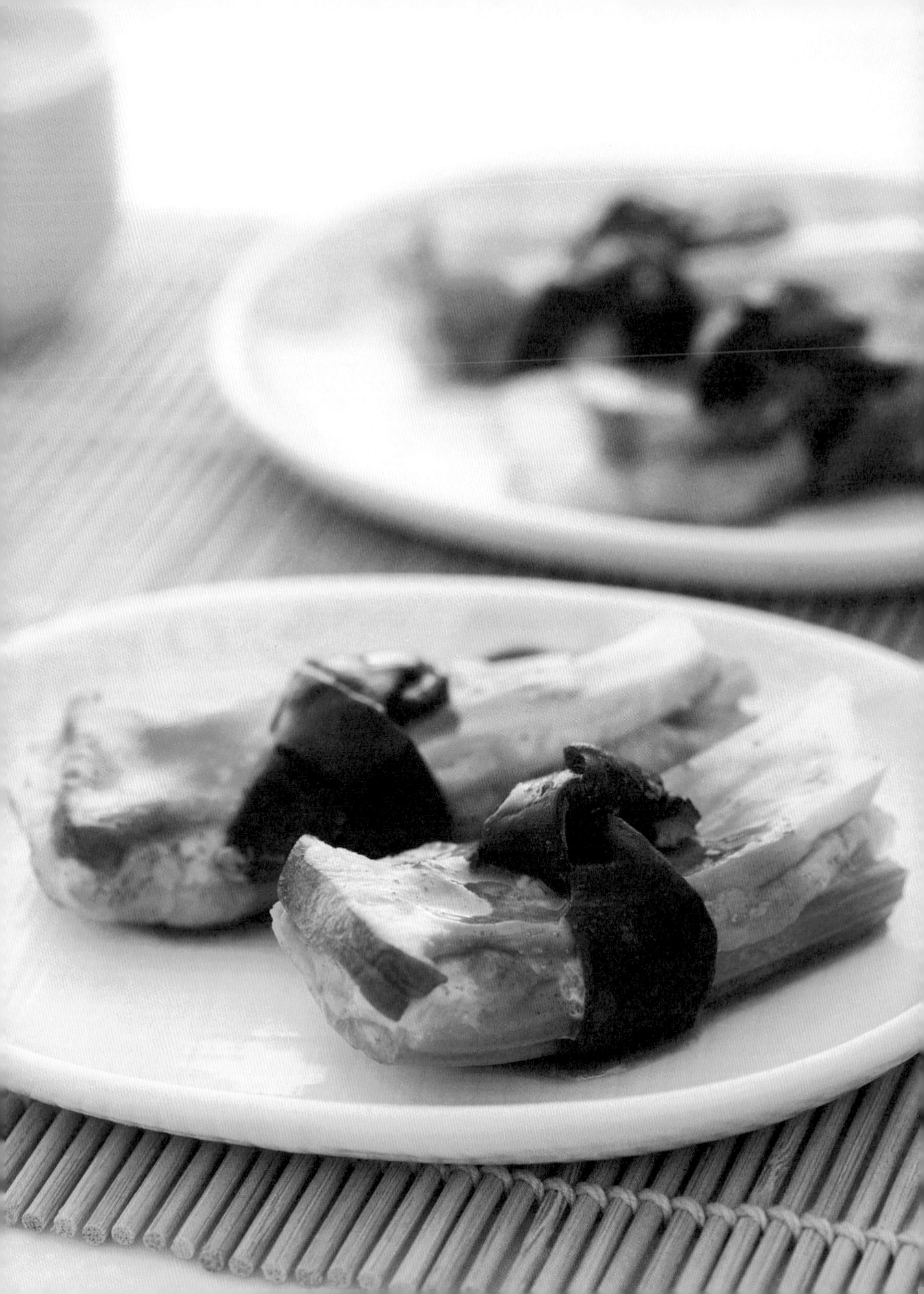

肉片彩蔬結

〔材料〕

西洋芹半支、杏鮑菇一支

黑木耳一片（盡量挑大片的）

豬肉片四～六片

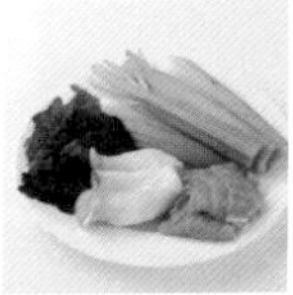

〔調味料〕

蠔油

甜椒粉

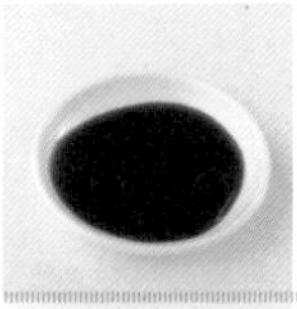

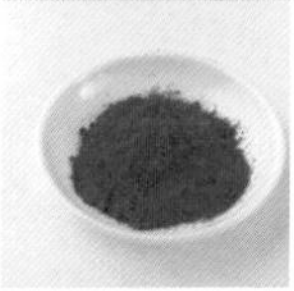

〔做法〕

A 西洋芹切薄片，約0.2公分，杏鮑菇切薄片，黑木耳切長條後，蔬菜先燙好備用。

B 將西洋芹、肉片、杏鮑菇依序堆疊，再用黑木耳綁起來。

C 淋上蠔油、撒上甜椒粉，用錫箔紙將打好結的蔬菜與肉片包裹起來，放入烤箱烤約十～十五分鐘即可。

A

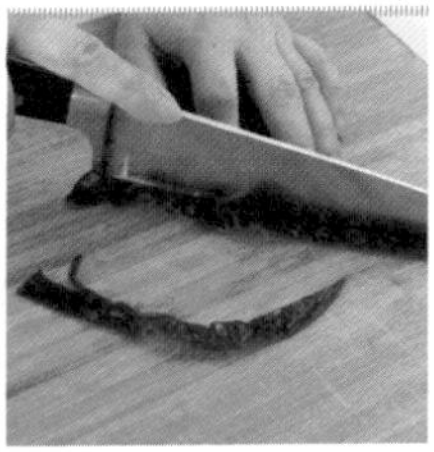

B

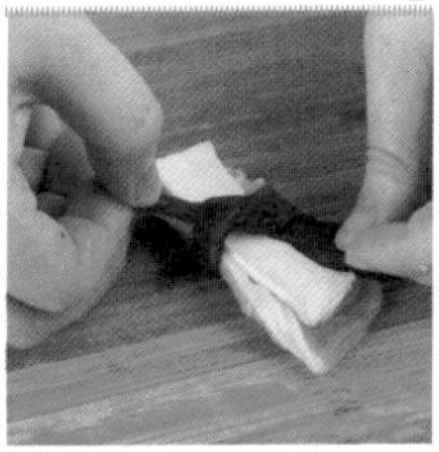

C

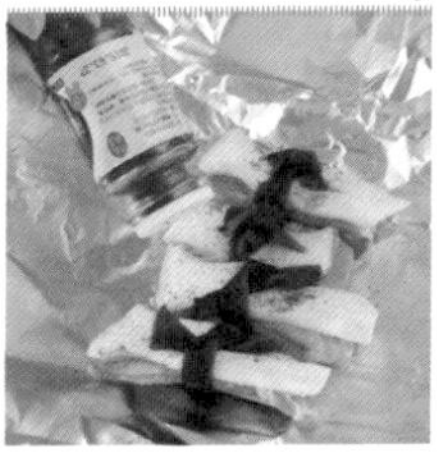

烤馬鈴薯

〔材料〕
馬鈴薯一顆
胡蘿蔔三分之一碗
青豆三分之一碗

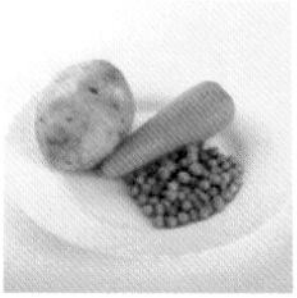

〔調味料〕
橙皮
西式香料
鹽少許

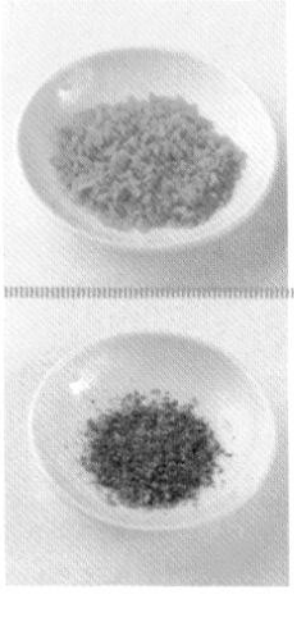

〔做法〕
A 馬鈴薯選圓形的，洗淨之後，對半切開，放入大同電鍋，外鍋放一杯半的水先蒸熟。
B 馬鈴薯放涼後，以湯匙挖出馬鈴薯，讓邊緣留下約0.5公分的厚度，讓馬鈴薯變成一個容器；把挖出來的馬鈴薯壓成

A
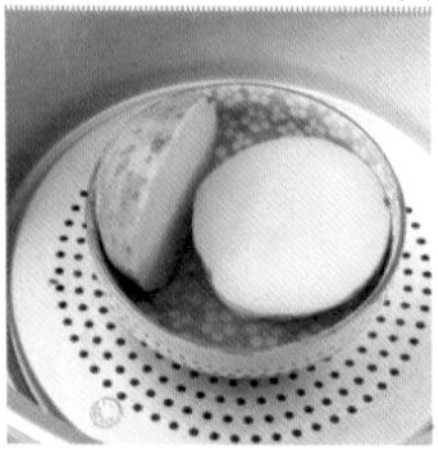
B
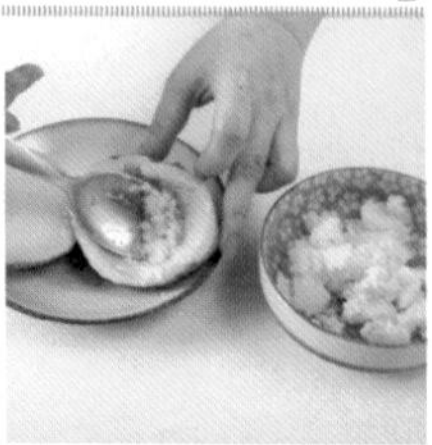
C
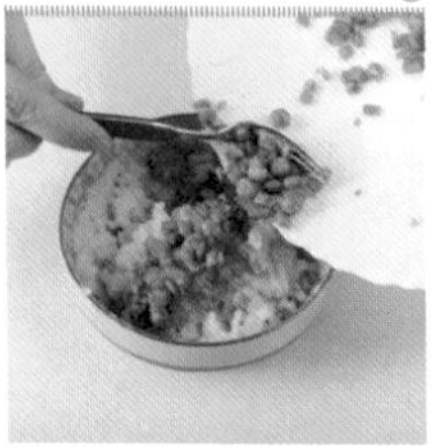

泥，加點西式香料、鹽、橙皮拌勻，放在碗裡備用。

C 青豆、胡蘿蔔燙熟或蒸熟，剁碎後和馬鈴薯泥攪拌均勻，可再加點橄欖油和冷開水幫助所有材料結合。

D 將餡料填回馬鈴薯中，再放入烤箱中烤約五分鐘即可。

D

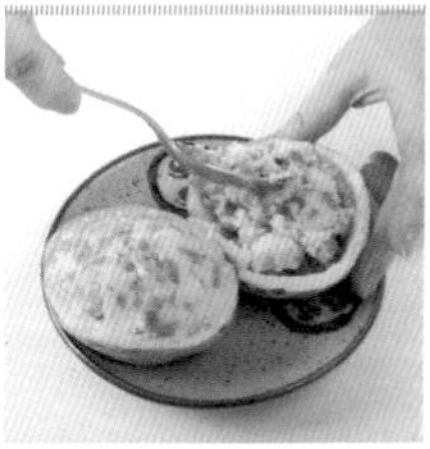

邱老師小叮嚀

冬天時，這道菜適合熱食上桌，夏天則可以冷藏後食用。

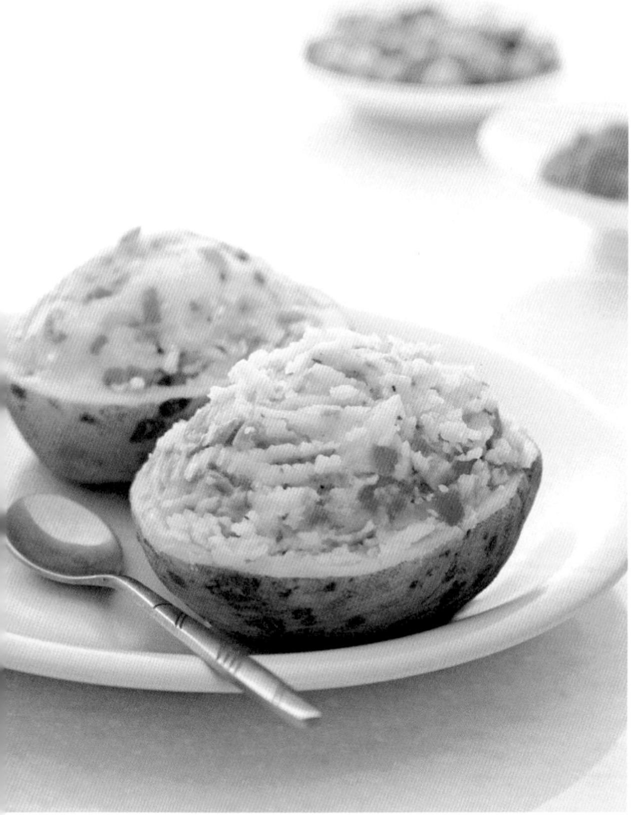

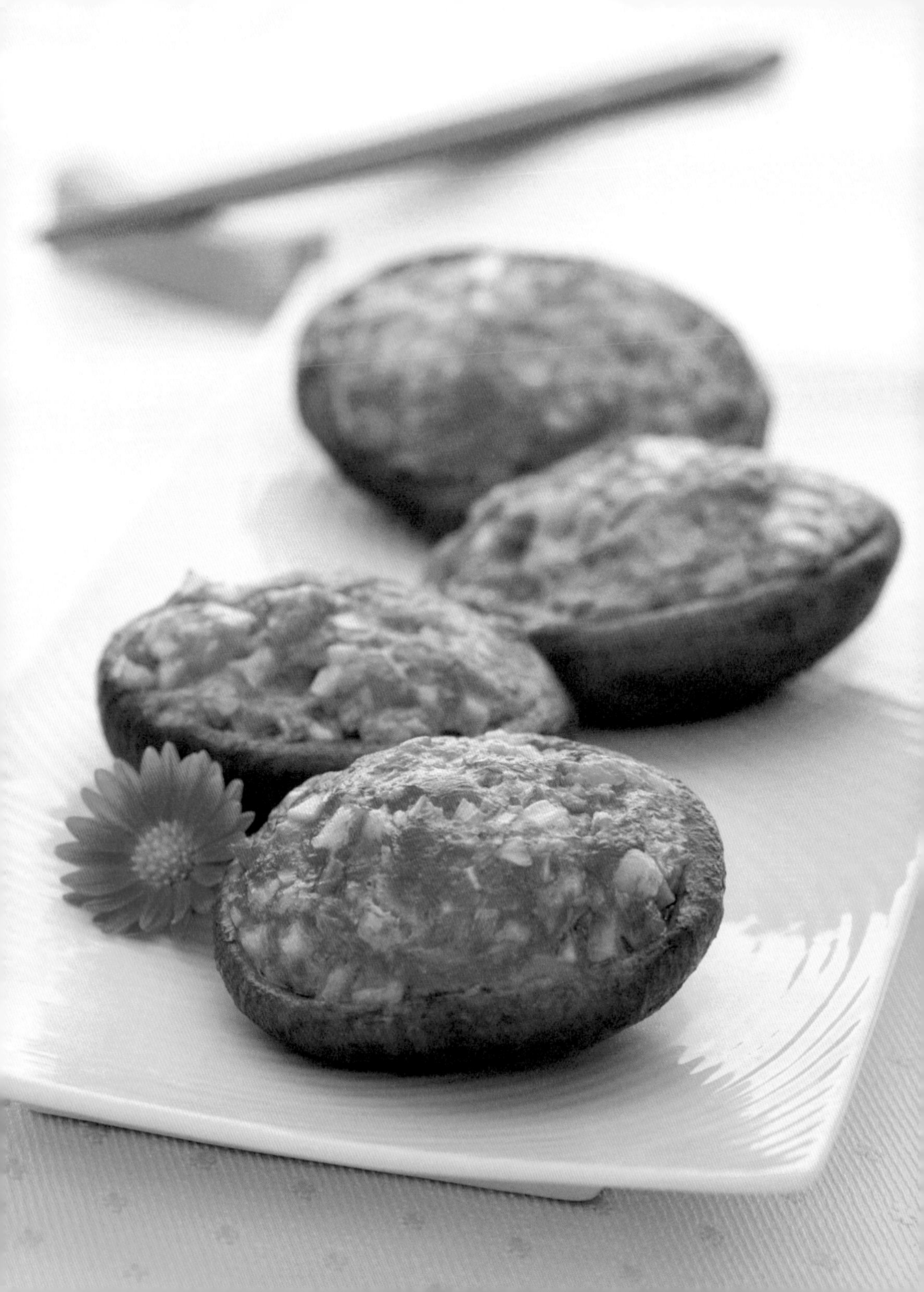

香菇絞肉塔

〔材料〕

大朵的新鮮香菇三～四朵

絞肉約一個拳頭大小

西洋芹半支

〔調味料〕

薑汁醬油

橙皮少許

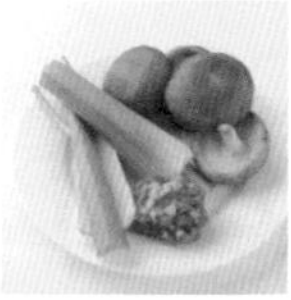

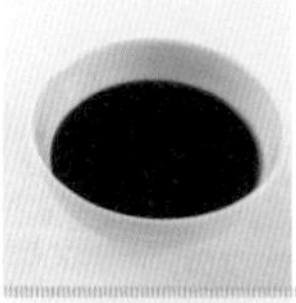

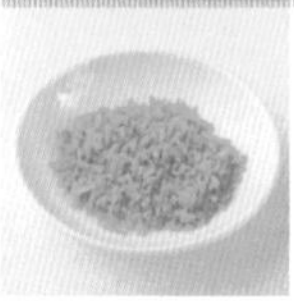

〔做法〕

A 絞肉用薑汁醬油醃過，大朵新鮮香菇去蒂，西洋芹切末。

B 醃好的絞肉，在鍋中來回摔上十數次後，加入西洋芹末與橙皮，再摔幾下，讓產生黏性的絞肉與蔬菜料結合。

C 將肉餡回填至新鮮香菇中，放入烤箱中烤十五分鐘即可。

A

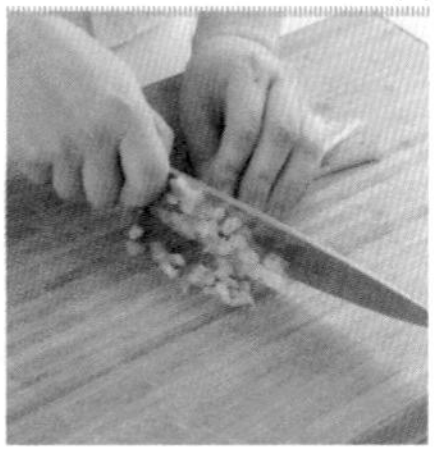

B

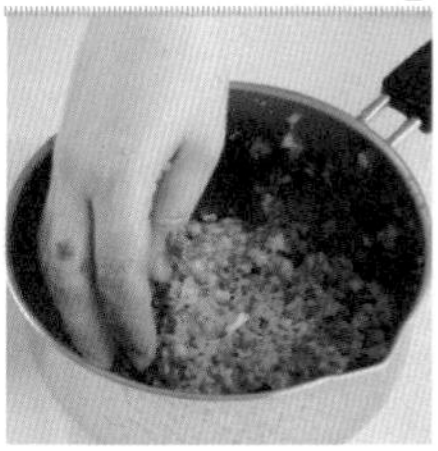

C

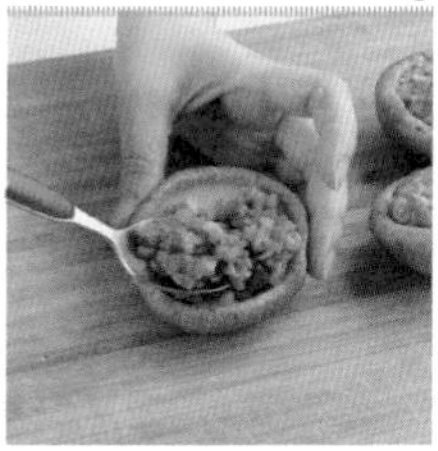

夏日涼拌蓮藕（擇食讀者王逸安提供）

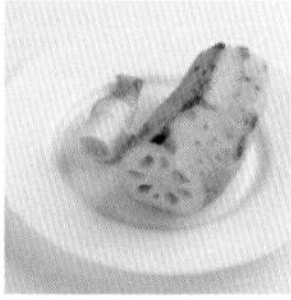

〔材料〕

蓮藕一截

嫩薑少許

〔調味料〕

白醋

糖、鹽

〔做法〕

A 蓮藕洗淨削皮切薄片。

B 將蓮藕放入鍋中汆燙，滾水中加入鹽巴、白醋。汆燙過後，立刻以冷開水過水，創造爽脆的口感。

C 放入大碗中，加入嫩薑、糖、醋、鹽一起抓勻即可。

邱老師小叮嚀

想要顏色亮麗一點，可再加點紅蘿蔔絲裝飾。

A

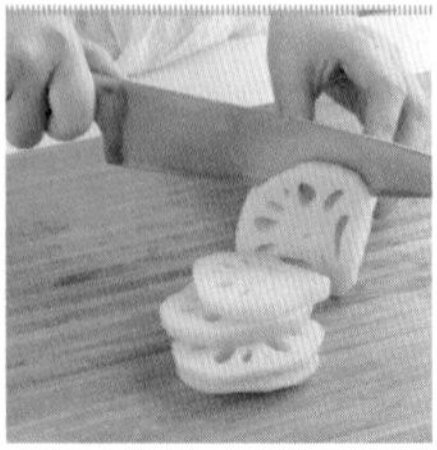

B

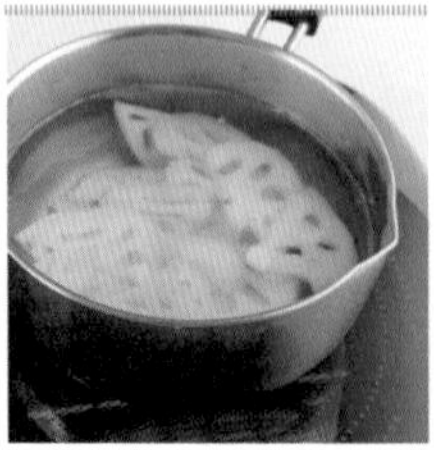

C

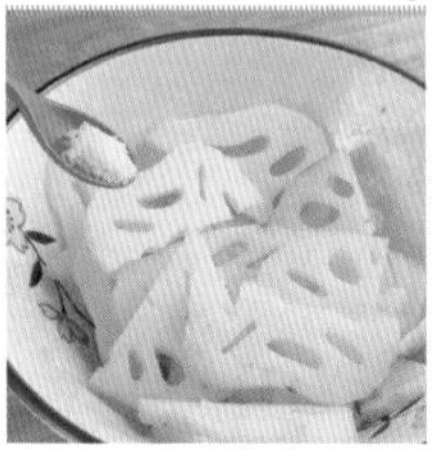

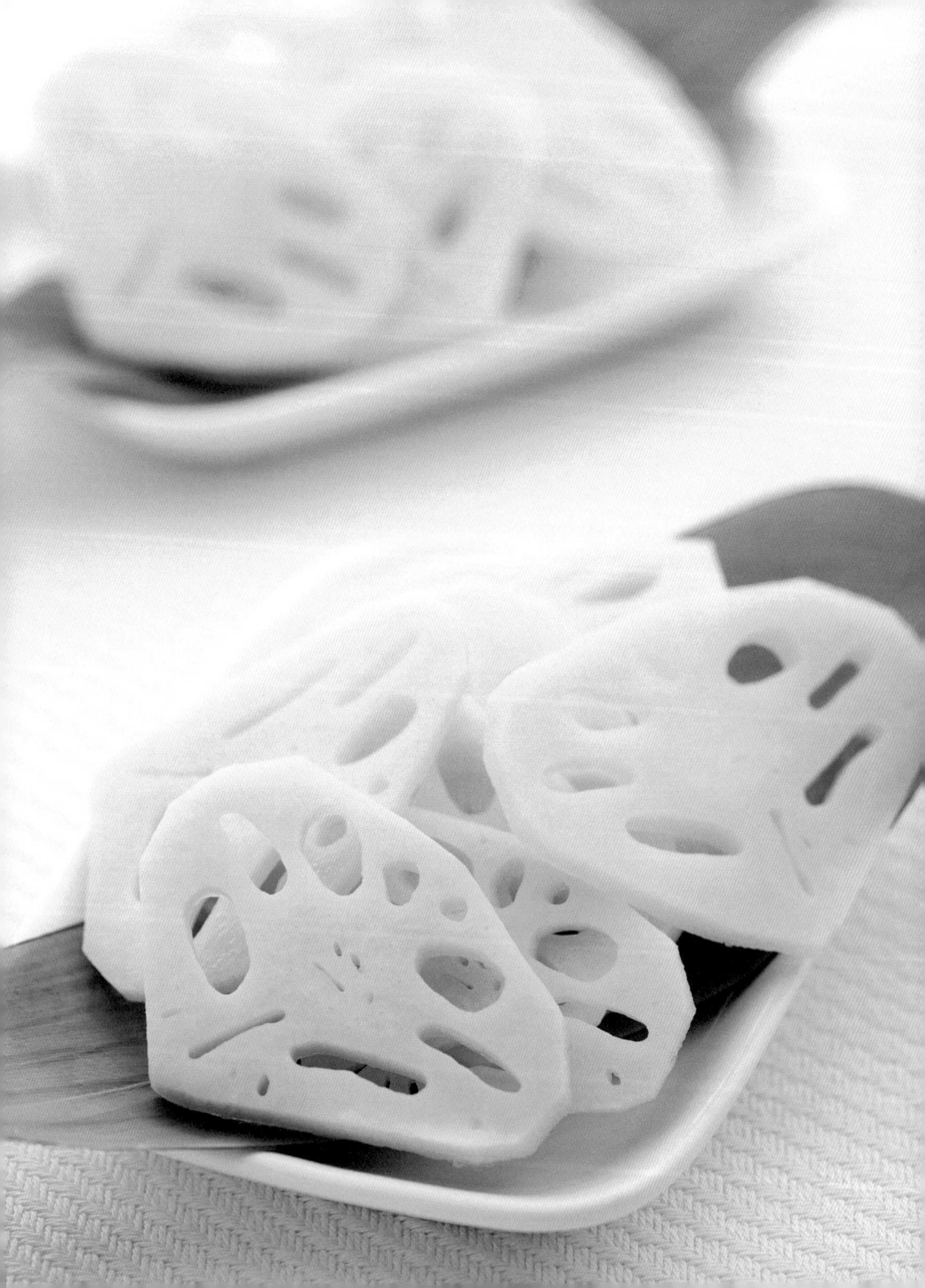

主廚上菜，尚青ㄟ海味輕鬆端上桌

（本單元的食譜由擇食同學Tony主廚設計）

香煎干貝佐山藥與黃綠櫛瓜

〔材料〕

新鮮大干貝四顆

山藥一小段

黃、綠櫛瓜各一條

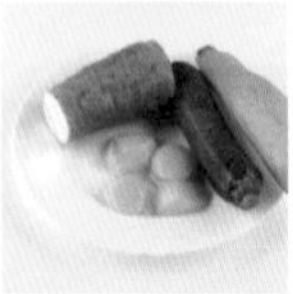

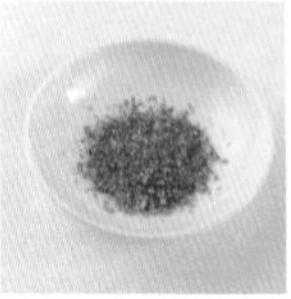

〔調味料〕

西式香料

鹽

〔做法〕

A 櫛瓜洗淨氽燙過，用刨刀由上往下刮成薄片，約一～二片即可。

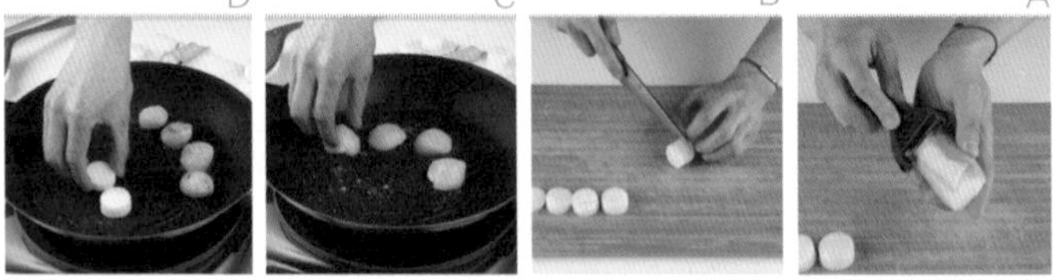

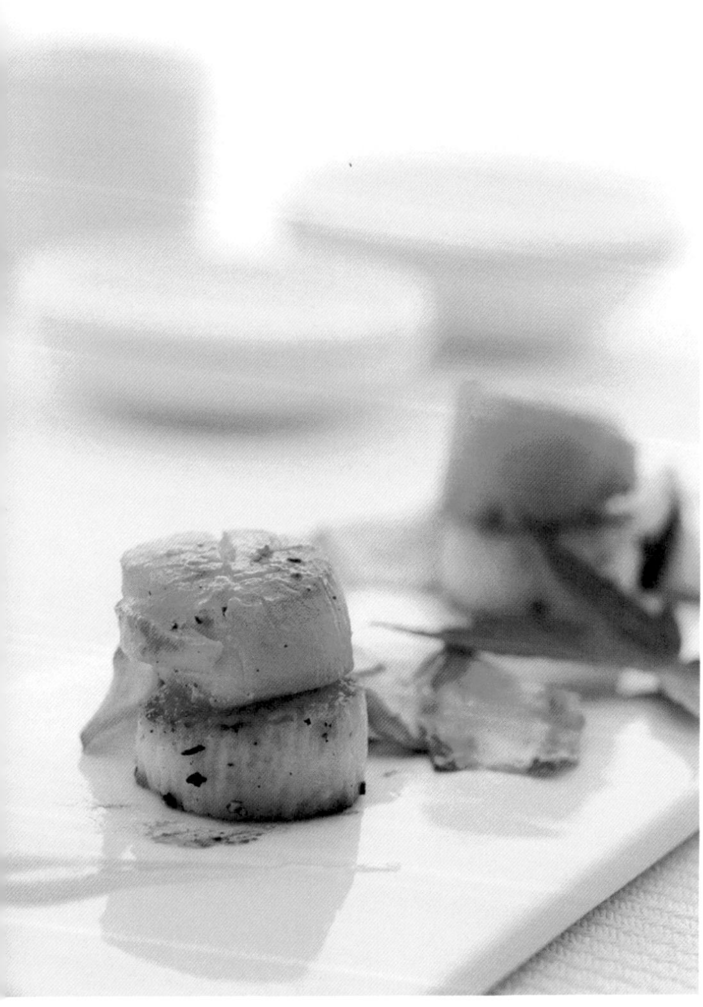

B 山藥去皮切成和干貝差不多大小的塊狀。

C 在溫熱的鍋中放入油與鹽巴，再放入干貝，大約一分鐘後翻面，續煎另外一面。

D 干貝翻面煎時，放入山藥塊，煎至表面金黃。

E 待干貝與山藥皆煎至兩面金黃，將櫛瓜片放入鍋中煎烤一下，即可將所有食材盛盤；盛盤前，在干貝和山藥上灑少許西式香料。

E

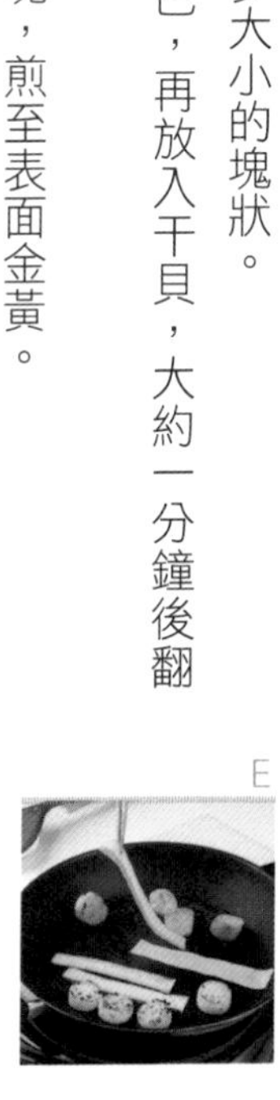

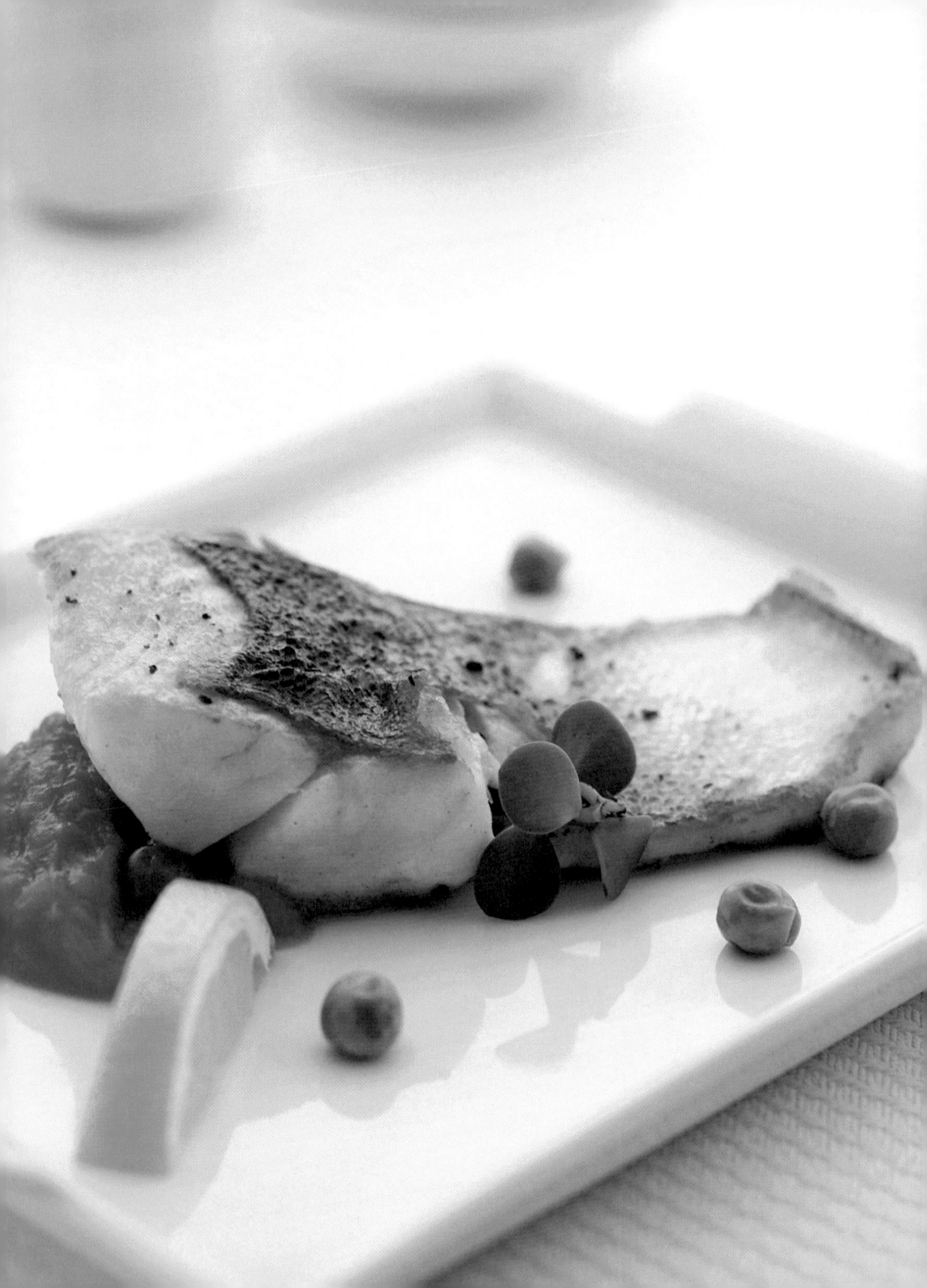

煎烤鱸魚佐南瓜青豆泥

〔材料〕

鱸魚四分之一～半塊

小南瓜四分之一顆

青豆少許

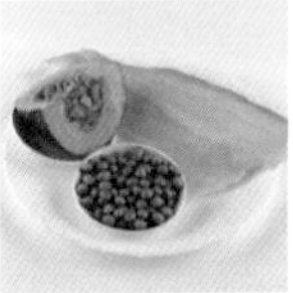

〔調味料〕

西式香料、鹽

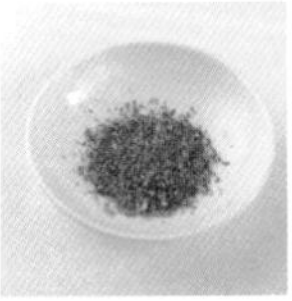

〔做法〕

A 青豆少許汆燙，南瓜先用電鍋蒸熟，搗成泥狀備用。

B 將鱸魚的魚皮朝下，放入鍋中，可先將魚肉較薄的部分提起，暫不接觸鍋面，好讓熟度均勻。

C 魚皮面煎至金黃後，翻面再將另一面煎熟。兩面煎至金黃時，有烤箱的人，可放入烤箱，以一百八十度左右的溫度，烤個五分鐘左右。沒有烤箱的人，則用小火繼續將魚肉煎熟，即可盛盤。

A

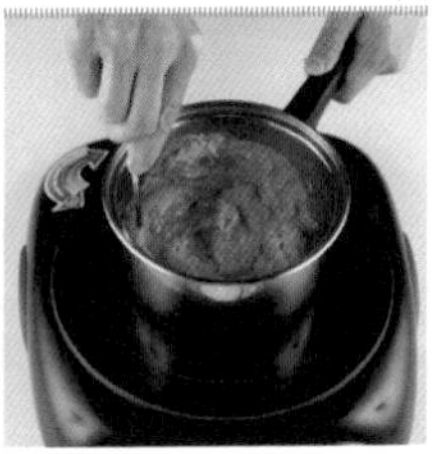

B

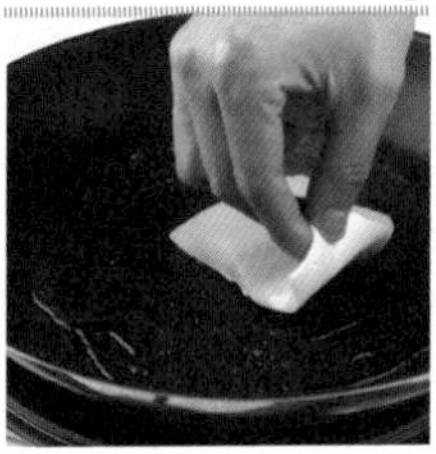

C

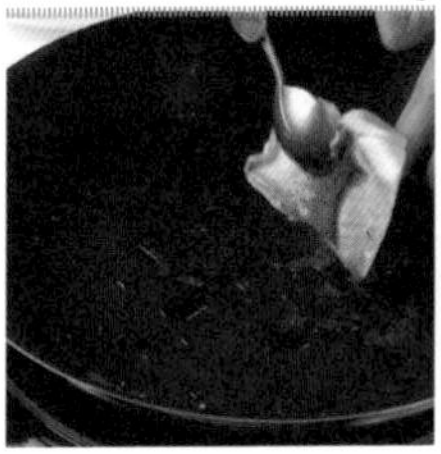

海味小卷筆管麵

〔材料〕

小卷四～六條

筆管麵約半碗

〔調味料〕

西式香料

鹽

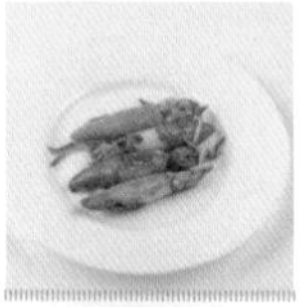

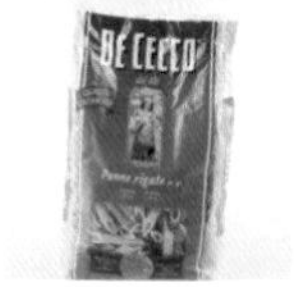

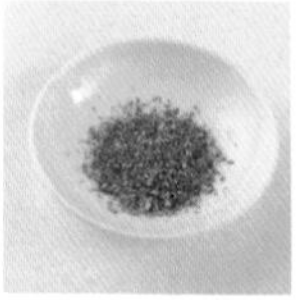

〔做法〕

A 小卷洗淨斜切兩段。

B 冷水中加入些許橄欖油與鹽，煮滾後放入筆管麵，約五～六分鐘，撈起備用。

C 燒熱平底鍋，加入油、鹽，將小卷放入炒至八分熟，再加入筆管麵（亦可加入些許番茄丁）一同拌炒，起鍋前加入些許西式香料調味。

A

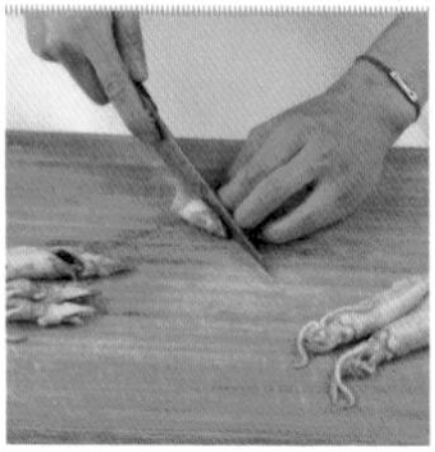

B

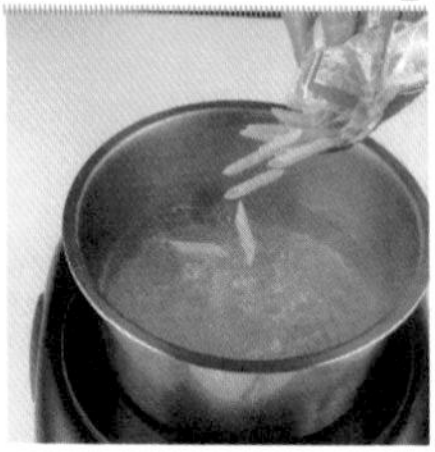

C

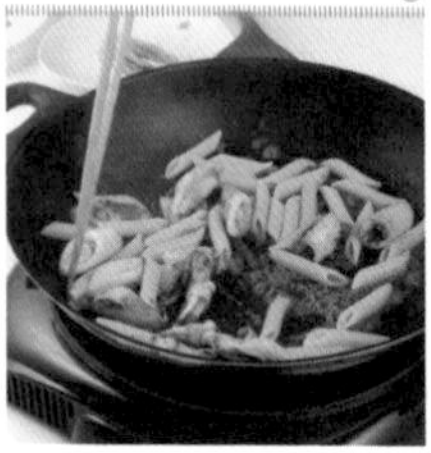

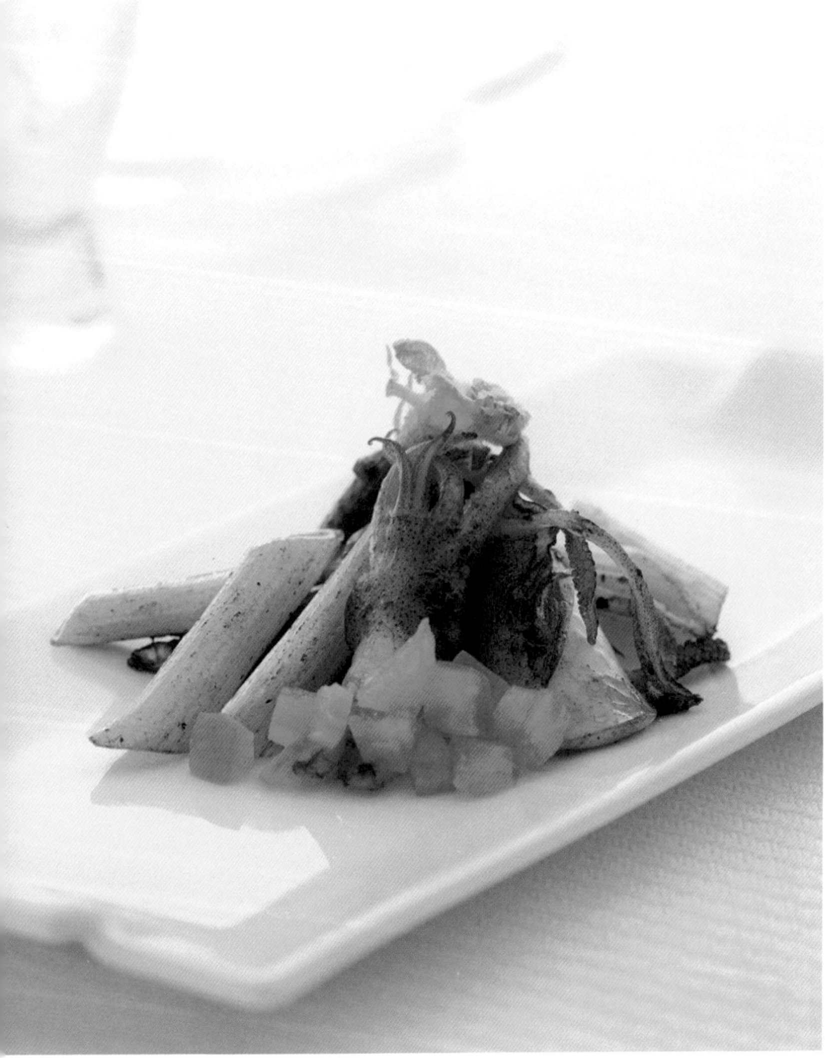

Tony 主廚小撇步

小卷的墨囊，喜歡的人可以留下，不喜歡的人可以去除。

紅魽魚排佐檸檬芥籽醬

〔材料〕

紅魽魚一塊

超市盒裝沙拉一盒

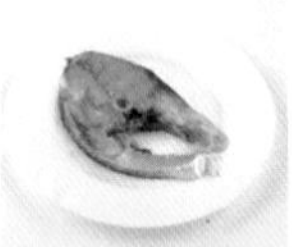

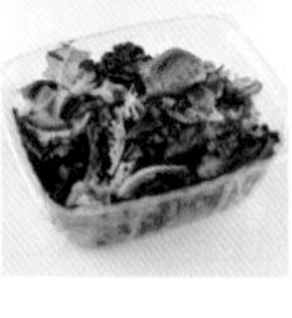

〔調味料〕

鹽、法國芥籽醬

〔做法〕

A 燒熱鍋子，加入油與鹽後，放入紅魽魚煎熟。煎熟魚的過程中，放入盒裝沙拉，在鍋中拌炒一下。

B 也可放入切片磨菇一同拌炒，增加菜餚的色彩。等到魚煎熟了，再將所有食材組合，淋上法國芥籽醬。

Tony 主廚小撇步

醬汁可以在超市中買到現成的，若想自己動手做清爽的醬汁，水果醋與檸檬汁也是搭配海鮮的好夥伴。

A

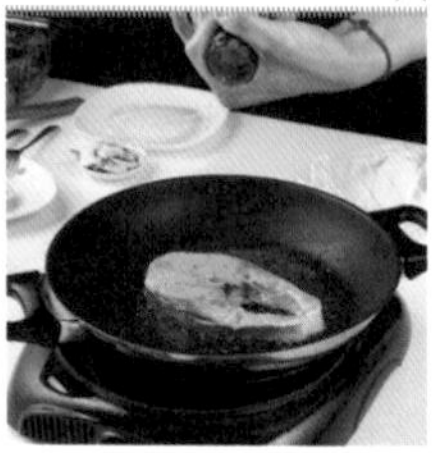

B

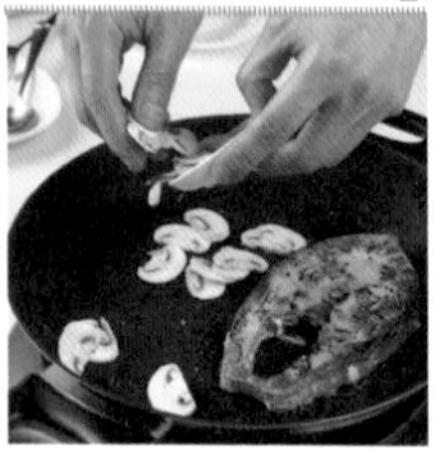

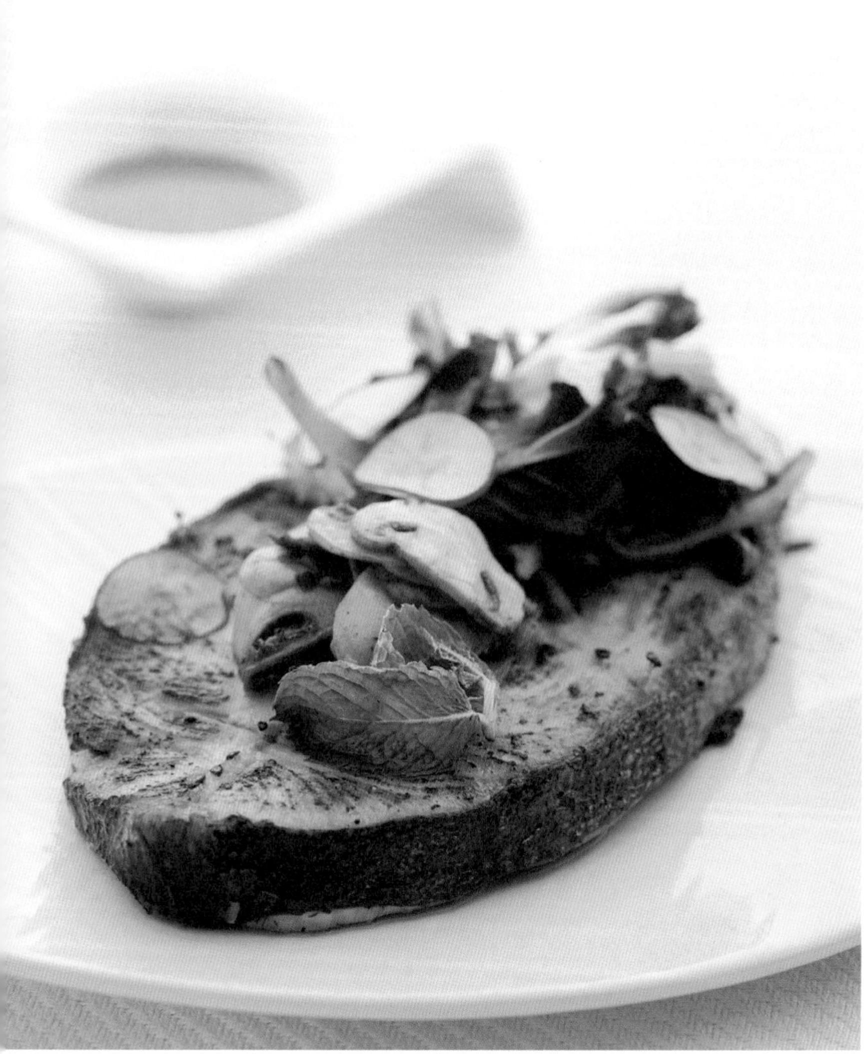

邱老師小叮嚀

水果醋與檸檬汁可偶爾用做調味醬汁，不建議直接飲用喔！

擇食小確幸，超療癒甜點

紅棗核桃小零嘴

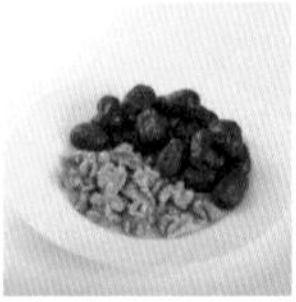

〔材料〕

紅棗十顆

核桃十顆

〔做法〕

A 紅棗洗淨先用熱開水燙過，用剪刀剪開紅棗。

B 用刨刀尖端將紅棗籽仁挖出。

C 再夾入一塊新鮮核桃即完成。

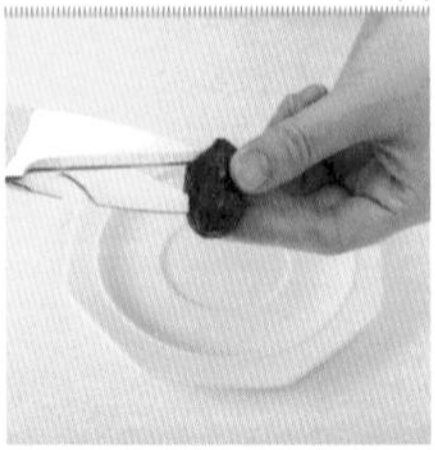

A

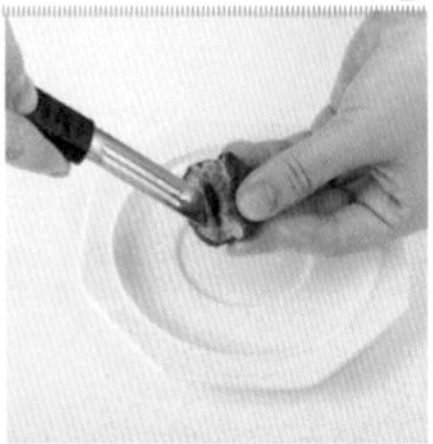

B

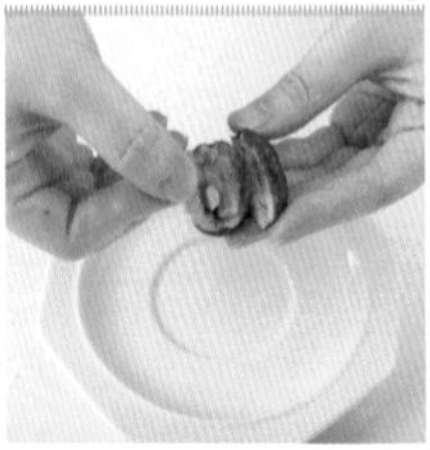

C

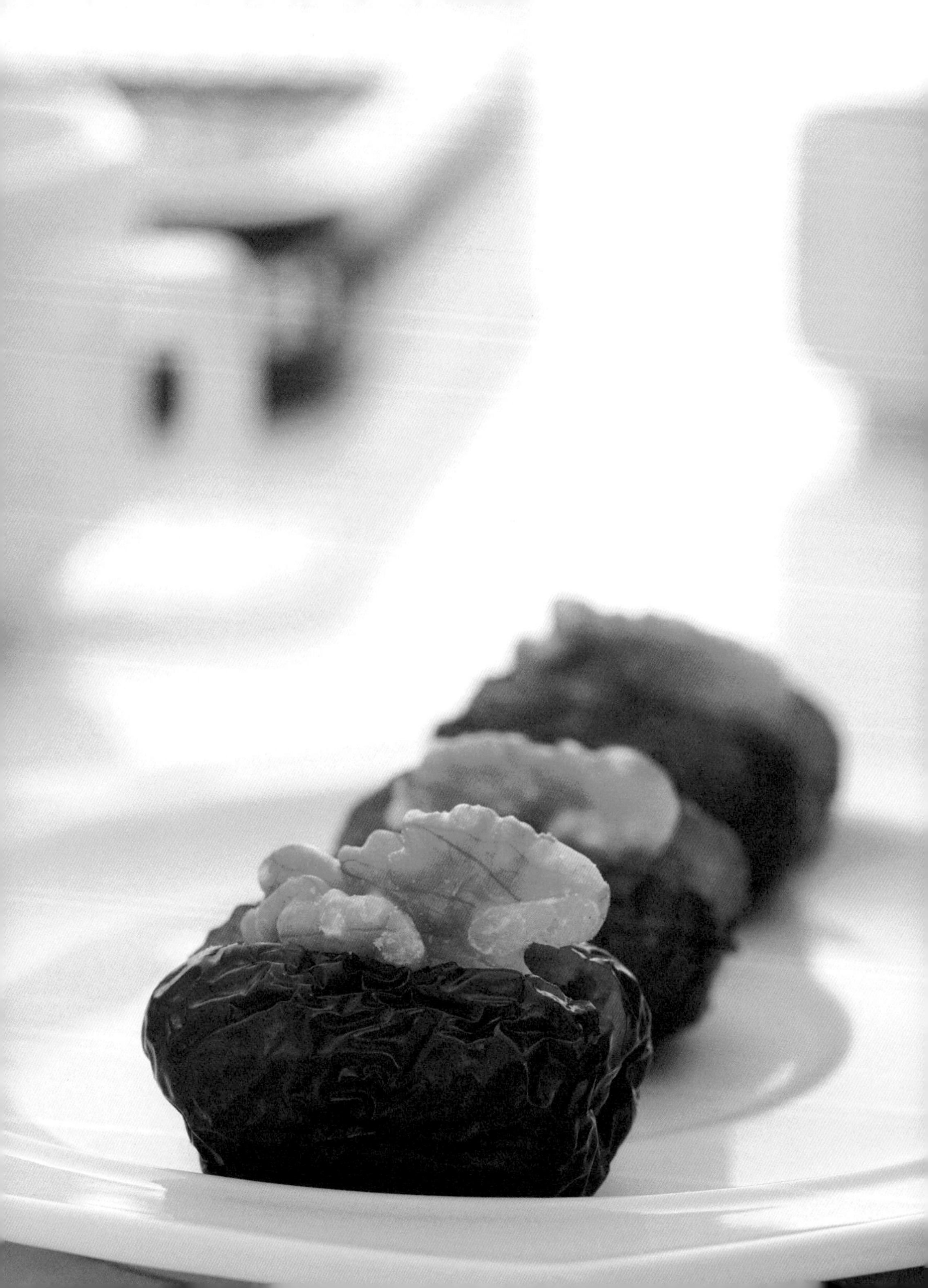

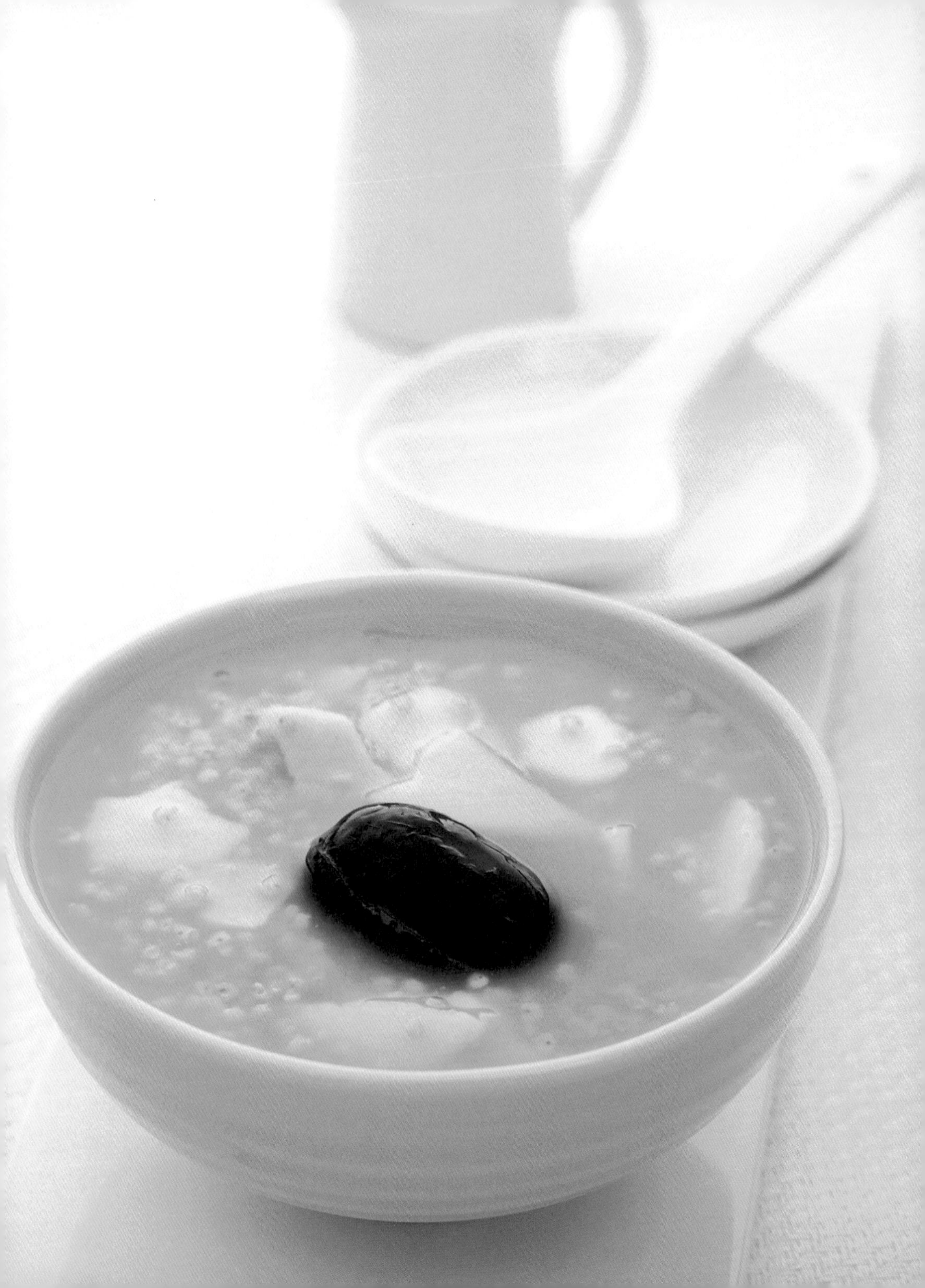

紅棗茯苓小米粥

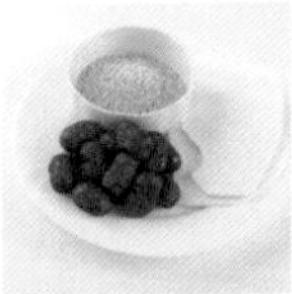

〔材料〕

紅棗十顆
茯苓三～四片
小米一杯

〔做法〕

A 紅棗洗淨先用熱開水燙過，小米先浸泡二～四小時，茯苓先剪或用手掰成指甲大小，再泡二～四小時。

B 將茯苓、小米與去籽紅棗放入鍋中，鍋中水量為小米用量的四倍（也就是一杯小米，需要有四杯的水量才足夠）。以中火煮滾後放入燜燒鍋中，燜至少一個半小時。

A

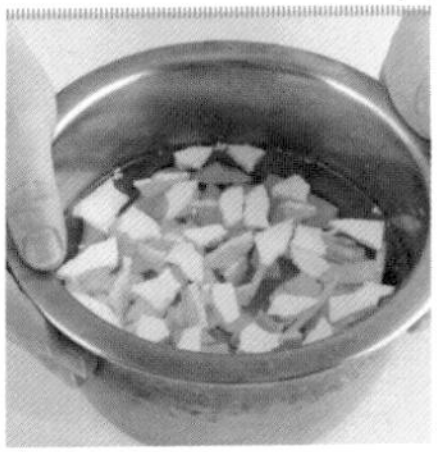

B

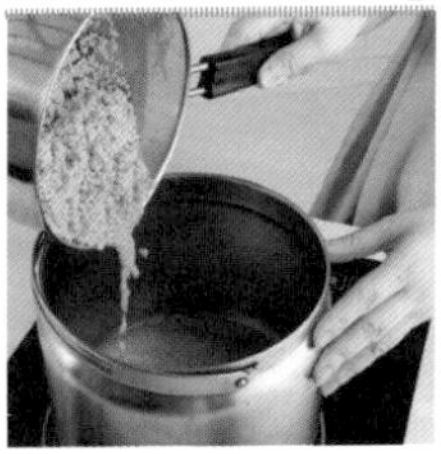

蔓越莓肉桂蘋果片

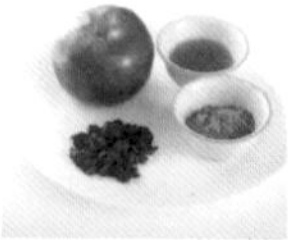

〔材料〕
蔓越莓果乾少許
白蘭地一小杯
蘋果一顆、肉桂粉適量

〔調味料〕
二號砂糖

〔做法〕
A 蘋果洗淨，削皮切片，放入鍋中，並加入二號砂糖，以小火煮軟，逼出果汁。
B 蘋果煮軟後，撒上肉桂粉，再繼續煮到湯汁即將收乾。
C 湯汁將收乾前，加入蔓越莓果乾，以及白蘭地酒再煮一下即可。

A
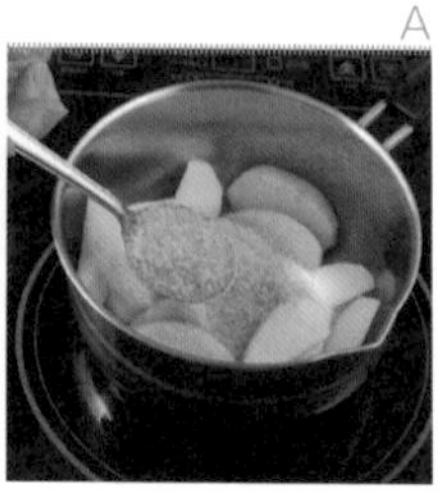
B
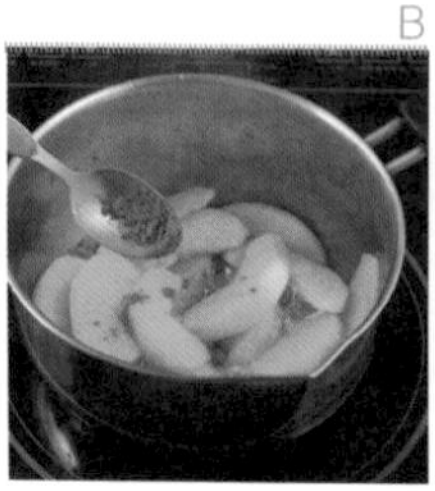
C
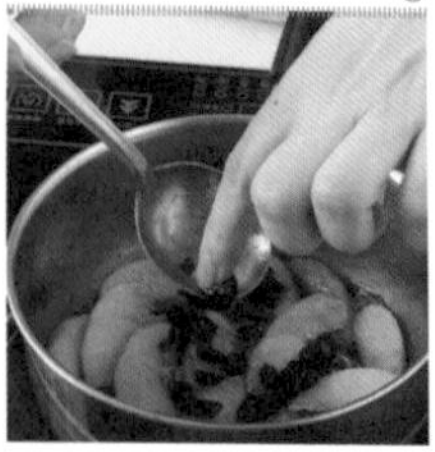

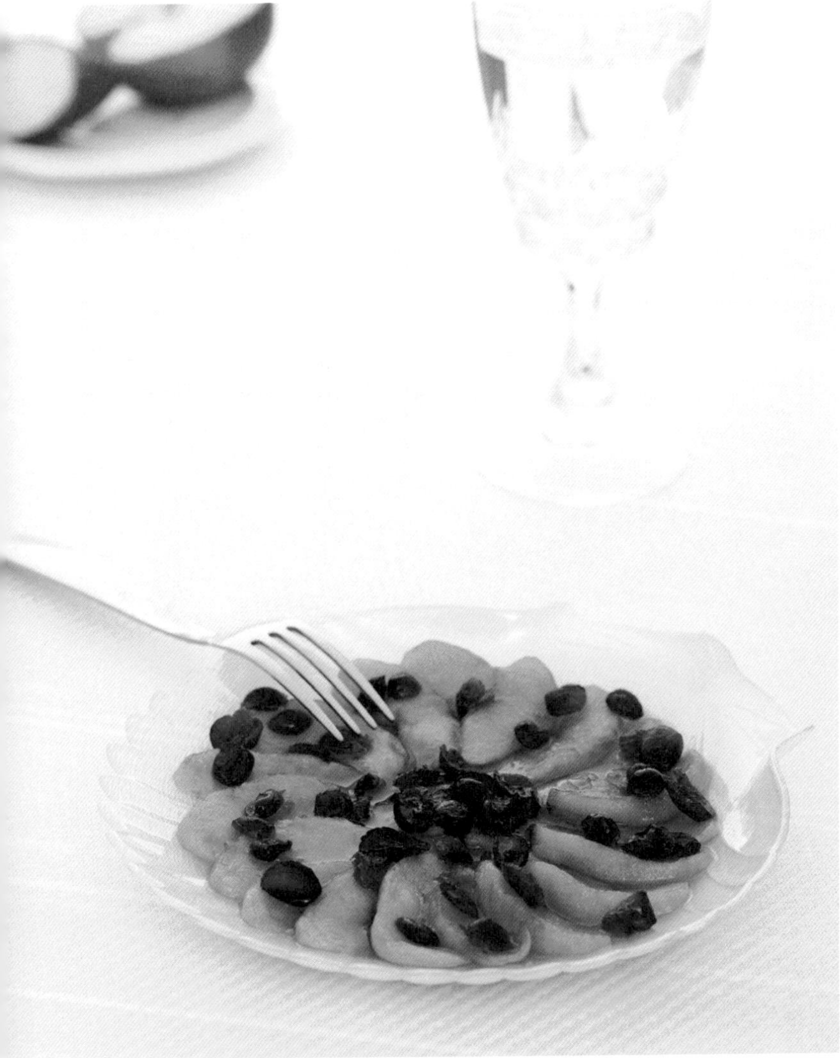

邱老師小叮嚀

若要做這道甜品給小朋友吃，就不要加酒。

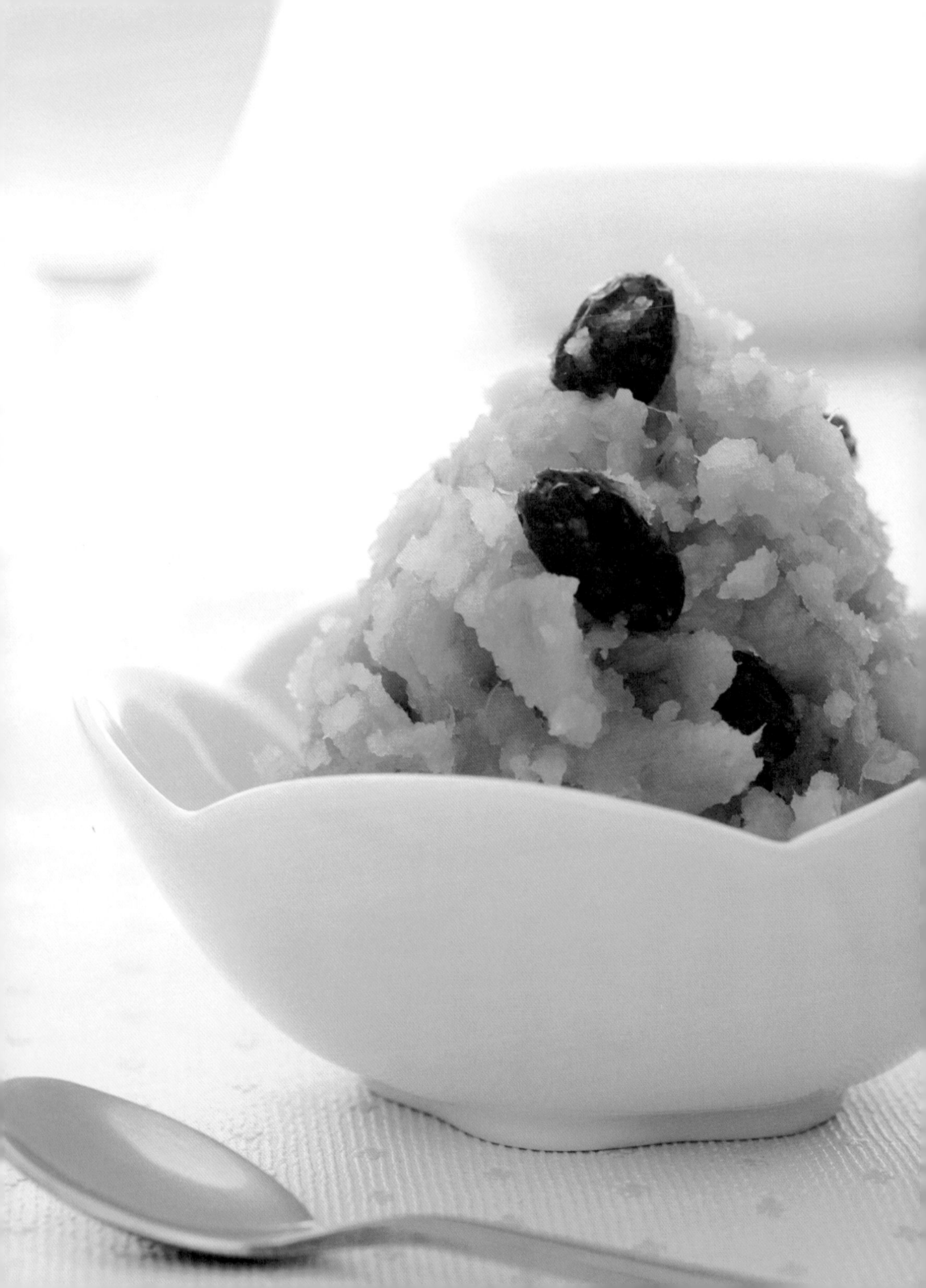

地瓜蘭姆酒葡萄乾慕斯

〔材料〕

地瓜一小條

葡萄乾一小碟

蘭姆酒少許

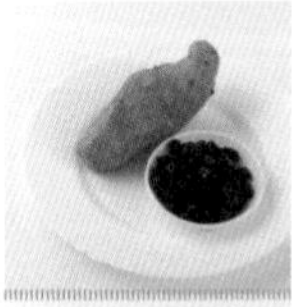

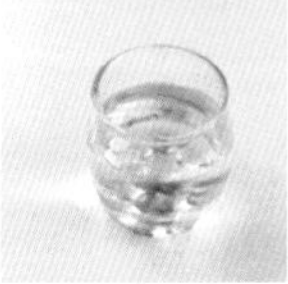

〔調味料〕

磨好的橙皮

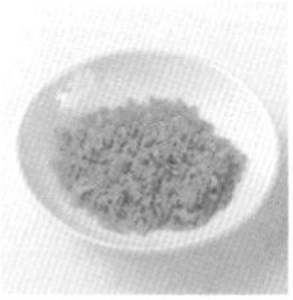

〔做法〕

A 葡萄乾先用蘭姆酒在室溫中浸泡十二個小時，地瓜切塊，以電鍋蒸熟（外鍋放一杯水），蒸熟後搗成泥狀。

B 再放入醃好的葡萄乾與蘭姆酒，以及些許橙皮一起攪拌成慕斯狀。

邱老師小叮嚀

若要做這道甜品給小朋友吃，就不要加酒。

A

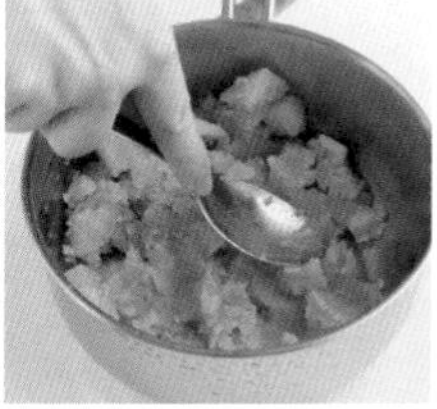

B

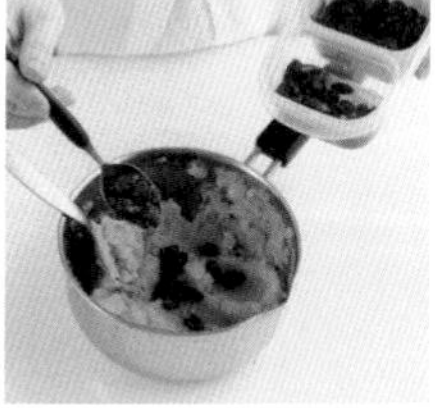

桂花烏梅銀耳湯

〔材料〕

桂花一小碟、烏梅五顆

白木耳一朵、陳皮

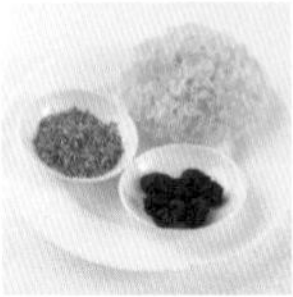

〔做法〕

A 白木耳事先泡發，大約一～二小時，再剝成小朵，烏梅、桂花皆須事先沖洗過。先以冷水將白木耳煮滾。

B 煮滾後加入烏梅和桂花，以及用中藥袋裝好的陳皮，再加入三大匙的二號砂糖，再繼續煮二十分鐘，所有材料的味道都散發出來後，放涼即可。

邱老師小叮嚀

我喜歡在這道湯品裡加上陳皮提香，如果你不喜歡，也可以捨去喔。另外，烹煮過程中可隨時嚐嚐味道，不夠甜可再加糖，記得煮完後先將烏梅撈起，否則會太酸喔！

A

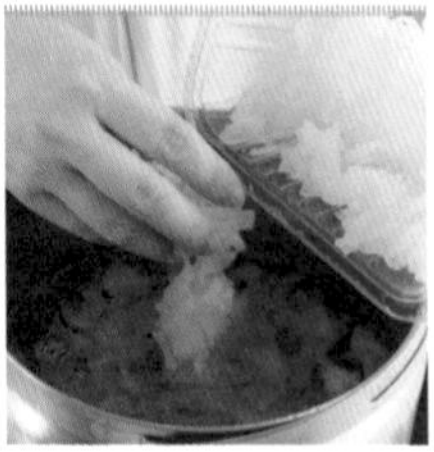

B

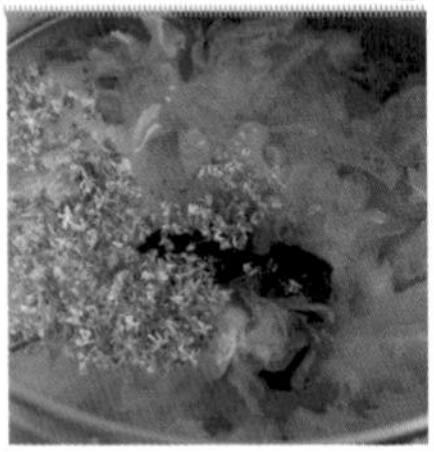

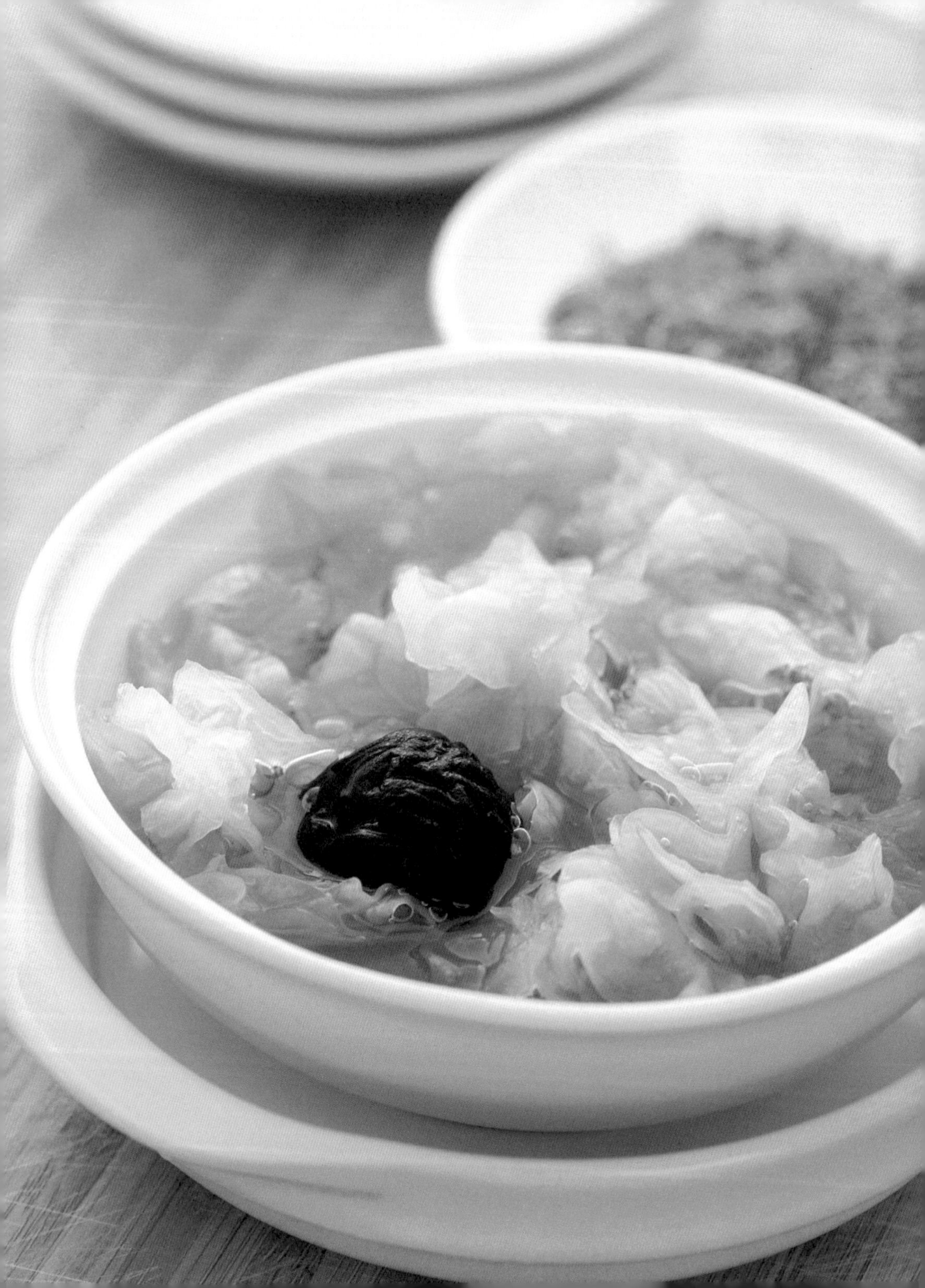

第四章

符合擇食標準的外食選擇

囉嗦叮嚀、看清成分外食不違規

看到這裡，你一定會想問我，那無法自己料理三餐的人，該怎麼辦？

有的人會說，早餐要趕上班、上課，沒有時間熱雞湯，更別說處理肉片和青菜了；午餐若要帶個便當，前一天晚上不一定有時間準備；至於晚餐，如果要在晚上七點半前吃完，外食可就是最佳方案了！而自己一個人居住的上班族，租的房子可能不方便開伙，更是餐餐都得靠外食。如此一來，老師的「擇食」是不是根本都沒辦法執行了呢？

這些理由我早已經聽過千百次，但是，如果你有心，你生活條件的侷限一定有解決的方法。我有不少學生是成天作息不正常、工作量驚人的藝人們，工作期間永遠只有雞腿便當和排骨便當兩種選擇，但是，他們仍舊有辦法做到按照「擇食」的要求，做到改善身體的體質，過著規律生活的你我，有什麼理由做不到呢？

而且「外食」一詞，事實上是因應現代忙碌社會而生的一種對生活型態的形容，並不是無法改變的。其實只要每天早起半小時，就可以親自處理早餐；每天晚上少看半小時電視，或少上網半小時，應該也就可以把隔天的午餐便當準備好，帶到公司去微波。如果你的公司是彈性上下班的制度，那麼就慢慢地練習早一點上班，好掌握自己的下班時間，就能夠回家煮晚餐呀！其實，一切都操之在己，不要老是拿工作或忙碌當藉口，有時間上網，就有時間自己料理。無法再提早起床，多半也是因為太晚睡，晚睡的理由更是千百種，其實仔細想想，不也都是自己長久以來養成壞習慣所造成的嗎？

不是邱老師嚴厲，而是忍不住想要苦口婆心地再次提醒大家，「愛自己」不是口號，就像你愛一個人，就會自然而然地為他付出，那麼愛自己為什麼不用付出呢？

我當然能夠理解，有時候總想要小小偷懶一下，或者放縱一下，尤其不論工作或是個人社交總難免會有外食的需求，我因為瞭解這些人性上的弱點或是生活中不可抗拒的可能性，因此花時間去研究市面上有哪些餐廳可以做出符合擇食原則的美食。經過這些年的尋訪累積，我已經有不少外食餐廳的口袋名單，而且範圍從便利商店到異國餐廳都有，甚至還有五星級飯店呢！

原本我也一度以為，市面上的餐廳要符合「擇食」原則是非常困難的，但是，我發現只要你肯開口要求老闆、告訴店家：「我的湯麵請不要加蔥，也不要油蔥。」「切一盤肝連肉時，跟老闆說：「我的淋醬只要醬油和薑絲就好。」」一般的小吃店或餐廳多半都可以配合。點菜時，也可以向服務生問問：「我不吃蛋、不吃蒜頭，你能幫我推薦可以吃的菜色，或是請師傅幫我去掉嗎？」其實把習慣養成了，就可以很輕鬆地選擇適當的外食。

除了餐廳之外，我們要選擇買早點或者是零食的時候，我也跟大家分享幾個我自己的挑選標準。如果是麵包類，首先就看包裝標示，是否含蛋、奶，現在大部分的麵包店都會在產品名稱的標牌上標示成分，以方便吃素的人選購，我們也可以好好地利用。另外，便利商店或是量販店的麵包或食材，外包裝上也都有成分標示，自己檢查一下，就能挑出可以吃的品項，要記得看看反式脂肪這一欄，含量要為0喔！這個一定要小心，我曾經看過有些強調健康營養的蘇打餅乾，居然含有反式脂肪，大家選購時一定得張大眼睛。一開始可能會覺得很麻煩，但是當你都瀏覽過一次貨架上的商品後，下次你就可以輕鬆快速地選擇了。

不用變成難相處，應酬、聚會前先吃七分飽

為了工作應酬或者是和朋友、親人歡聚用餐的時候，想到這個要忌口、那個不能吃，是不是心裡會顧忌人家說你難相處？會不會害怕自己因為擇食的原則而和朋友聚餐卻吃不飽呢？

在我諮詢過的同學當中，有人曾經和我分享過一個不錯的方法，可以減少在餐廳吃飯的尷尬，那就是出發前先讓自己吃個七分飽，等到了餐廳，開始上菜時，因為已經差不多飽了，所以自然地不會有強烈的食慾，這時再根據餐桌上的菜色，挑選自己能吃的就好了。這個方法雖然是消極的迴避，但也不失為可參考的方式。如果可以，我還是很希望你可以和大家分享你的擇食生活，告訴你的親朋好友，自從忌口後，你的身體有了哪些好變化，吃對食物帶給你多好的改變等等，讓大家和你一起變得更健康，那麼你也等於幫助了別人呀！

另外，有些小提醒是，當身體有些狀況時，例如：正在上班，卻感覺感冒快要發作，或是大熱天有中暑的跡象，這時候請權衡輕重，讓身體的狀況恢復為要。快要感冒時，即使手搖茶店的熱薑茶加了會上火的黑糖也沒關係，快快讓身體透過熱薑茶來暖一下，避免感冒發作，如果你其他時間都有正確的擇食，這一杯會讓身體上火的黑糖，很快地就能被身體代謝掉的。

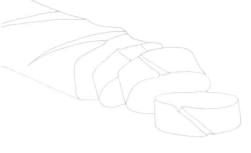

接下來要和大家分享我所推薦的外食選擇，但是在分享之前，我還是想要求大家，盡量親手處理食物，從塑化劑風波到毒澱粉等新聞事件，如果按照擇食的要求，其實根本不會吃到添加了這些有毒物質的食品，所以若能夠自己料理，相對地也可以降低不少風險。為了吃，值得冒生命危險嗎？大家真的有那麼想把命豁出去嗎？

好了，接下來，便是我多年以來親自試吃，親自和餐廳討論、交涉的外食索引，請開動！

外食索引
現成美味得來速

部分速食店的餐飲是符合「擇食」標準的，只不過還是需要挑三揀四一下喔！

• MOS 摩斯漢堡：薑燒珍珠堡

一份薑燒珍珠堡，就已經有菜、有肉、有飯了。想喝點湯的，可以加點一杯鮮菇湯。這個餐點適合食量較小的人。

・麥當勞：板烤雞腿堡（去醬汁）、炸雞（去皮）

不少同學是成天在外奔走的業務，最方便的餐廳就是麥當勞了。只要將板烤雞腿堡去掉醬汁，炸雞去皮，也算勉強過關了。

・吉野家：薑燒豬肉丼

吉野家的薑燒豬肉丼是我很喜愛的餐點之一，有足夠的飯量，又只有使用洋蔥和薑，可以說是外食中最接近「擇食」要求的餐點之一。

・源士林：豬肝粥、瘦肉粥

粥品店的豬肝粥和瘦肉粥也都是可以考慮的，但是要仔細地叮嚀老闆，不要加其他調味料和蔥，加鹽巴、薑就好，但要記得補充一些蔬菜喔！

・杏子豬排：日式豬排飯（將豬排的油炸外皮去掉，配菜挑著吃）

日式豬排比照麥當勞的炸雞，上桌時先把油炸的外皮去掉，配菜避開寒性的蘿蔔、醃菜，有選擇的話，不要喝味噌湯，問問店家可不可以換成紫菜湯，這樣就可以有很飽足的一餐呢。

• 便利商店：關東煮區的杏鮑菇、筊白筍、玉米

假設中午選擇了速食而蔬菜量不夠，可以到便利商店的關東煮區，選擇杏鮑菇、筊白筍、玉米等品項，補充一餐當中不足的蔬菜量。

• 小吃店或麵攤：燙青菜＋嘴邊肉

到處都有的黑白切或小麵攤，點一份燙青菜（請老闆不要加醬油膏，灑一點醬油即可），加一份嘴邊肉或肝連（醬料同青菜），加上白飯，就是超完美的擇食餐喔！

親友聚餐好去處

好友見面，想要到舒適一點的餐廳聚聚，以下這些餐廳，都是可以接受客人的飲食要求，做出適當回應與變化的餐廳，也都是些環境很舒適的地方，這下就不愁沒有好餐廳可以和親友聚餐了！

• 喜來登安東廳

五星級飯店裡的餐廳，多半能夠因應客人的飲食需求做調整，我自己前往安東廳用餐時，並無特定的菜單，享用的是當日餐廳設定好的套餐。不過，我很清楚地跟服務生說明我必須忌口的食物，他們也很精心地幫我調整，讓我有了美好的用餐體驗。

台北市忠孝東路一段12號（喜來登飯店2樓）
02-2321-1818
午餐 11:30 ~ 14:30 / 晚餐 18:00 ~ 22:00

• 禾豐涮涮鍋

一般的涮涮鍋通常只能讓你選擇主餐肉品，但是這家只要在上菜盤之前，告訴服務生，你不要吃的東西，他們便會幫你更換，像是火鍋菜盤中太寒的蔬菜，都能更換成你指定的蔬菜，不必擔心因為去掉不能吃的食材會吃不飽。

台北市大安區復興南路二段148巷16號
02-2709-5999
11:30 ~ 23:00

幸福棗購買方式

*上網搜尋「肯納自閉症基金會」官網即可看到完整商品型錄，網址為：http://www.kanner.org.tw/，進入網頁後點選上方「肯納小舖」，再點選「手工食品」就可以找到幸福棗囉！下載訂購單，填寫後傳真或 Email。

傳真：02-2874-8177

Email：kanner_taiwan@yahoo.com.tw

*撥打電話到基金會，告知購買商品名稱、數量、付款方式與到貨日期。（貨到付款手續費需自行負擔）

*訂購滿 2,000 元即可享免運費，2,000 元以下酌收 150 元運費。

*基金會上班時間為：週一至週五 9:00 ~ 17:00，如有任何問題歡迎在上班時間來電或來信洽詢。電話：02-2874-1699

想不到還有零食可吃吧

除了食譜中示範的甜品之外，平常你也可以準備著這些現成的零食，當作嘴饞時解饞用的零嘴。其中，我想特別向大家推薦的是由財團法人台灣肯納自閉症基金會所製作的「幸福棗」。這個為了肯納自閉症病人所成立的基金會，藉著自閉症庇護工坊所製作的產品販售來募集基金。「幸福棗」就是椰棗，他們選擇來自中東的風乾椰棗，手工去籽後再塞入低溫烘烤過的杏仁果，不添加人工調味，既美味又健康。同樣是買零嘴，還可以同時支持他們，何樂而不為呢。

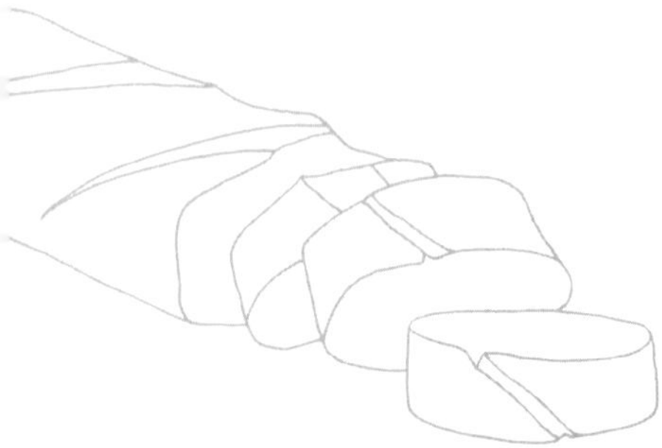

擇食大補帖

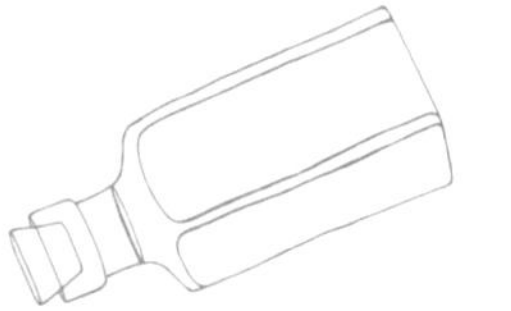

壹 那些關於擇食最常見的提問……

Q1 我已經擇食了三~四個星期，想請問是否有人也會對天麻產生過敏？因為我開始喝的第一天就有出現丘疹的現象，不知道是不是可以繼續喝呢？

A1 請問你是不是擇食前就得過蕁麻疹呢？還有，這幾個禮拜的擇食忌口，你自己評估後覺得做到了幾成？如果已經排除了體質太寒或是攝取到相關食物等因素，確定是天麻引起的話，那就只有停喝這帖了喔！

Q2 請問一下~家中小朋友近期被蚊子叮就會有很嚴重的反應，前兩周才因為這樣造成蜂窩性組織炎住院5天，全身擦了防蚊液卻被叮耳朵，也是又腫了3倍大！是不是需要避開什麼食物呢？

A2 有可能是隱翅蟲叮咬。要忌口上火食物，還有皮膚過敏食物及蛋、奶製品。

Q3

我的經期一直都不太順，總是要靠藥物才會來，中西醫都已經看了兩年左右，不過從3月開始擇食之後經期就沒再來了，但我對擇食很有信心，所以這中間都沒再看西醫吃藥，想說大概也只是晚來了點，可是因為醫生說三個月一定要來一次，再不催經會衍生其他疾病，所以準備這週去拿催經藥了（之前正常週期也大約45天），至於中醫這個月試過，催了還是沒來。

因為想懷孕而買了《瘦孕聖經》，三餐都照書上吃，紅豆蓮子茯苓湯也每兩天就吃一次（偶爾會加點紅棗一起煮，希望可以補點血）。一開始就變瘦了好開心，氣色也頻頻被稱讚很透亮，腰圍跟手臂都變細了更令我震驚，這是我原先預想不到的意外收穫！現在擇食得很認真，雖然因為不到標準體重，多吃了點肉跟飯而增重了一點，其他蔬果量都有控制、早餐的雞湯跟薑汁也都沒缺少，真的很希望可以健康懷孕，想請問還有什麼應該注意的事項嗎？

A3

增重不是要多吃肉，紅豆湯也不鼓勵亂加紅棗喔！記得為了身體好，千萬不要亂改食譜。

關於經期不順的問題可能要更有耐心一點，我碰到有人是四季經，這樣過了二十年也是要一年才能調整成月經。只要認真遵守擇食的方法進行，應該會更快看到效果。

最後也提醒你，別忘了竹筍（與水瘤有關）、山藥、酪梨等容易影響荷爾蒙的都要忌口。以及婦科五忌：奶、蛋、筍、黃豆、魚，記得別吃囉！

Q4

想請問老師，像我有多囊性卵巢症候群的話，可以吃蜂王乳嗎？

A4

多囊性卵巢症候群如果沒有其他婦科腫瘤，可以吃蜂王乳。

Q5

我有巧克力囊腫、子宮肌腺症、輸卵管水腫，因此我有嚴重的生理痛，止痛藥需大量使用才不會痛，有時止痛藥還會失效，得掛急診打止痛針。擇食一個月後，這個月的生理期怪怪的，原本生理痛是整個下腹部都劇痛，現在剩左腹部劇痛，但經血量比以前少很多很多，有時鮮紅色，有時暗咖啡色，一直持續了13天。後來去看婦產科，醫生說是生理期亂掉，結果開消炎止痛藥給我吃，經血還是少量一直來，一直到第14天突然量跟平時一樣了，但左腹部仍會劇痛。因為手術的關係，現在我只剩左邊卵巢有功能，很擔心為什麼只有左邊痛，想請問這是生理好轉的反應嗎？

A5

身體調整過程有時候會出現這種狀況。不過有些人會擔心這些狀況跟擇食有關，如果擔心的話，先暫停雞湯。月經量多的人，經期要停喝薑汁。

Q6

請問有輕微糖尿病和高血脂等慢性病的65歲媽媽，可以喝擇食的藥膳雞湯嗎？

A6

《擇食參》裡面讀者的諮商案例分享一，也是有糖尿病及高血脂的狀況，我的著作中都有提到需要忌口的詳細食物名單、食物分量、吃的內容等資訊，可以參考一下喔！另外，想要擇食效果好，不只是多喝雞湯和薑汁，也需要「認真忌口」的配合，效果才會好喔！

Q7

擇食菜鳥想發問一下：我和太太已經認真擇食一個星期，三餐都認真實行。擇食後我的精神和狀況都很好，水腫也消了很多，睡眠也很好。我太太感覺也不太水腫，但這個禮拜以來卻常出現睡眠品質極差的情形，之前她幾乎都不會這樣失眠，額頭上也多了很多痘痘。因為我太太是B型肝炎帶原者，我在網路上找資料，似乎有肝炎的人不太適合服用薑（我們都有認真去皮），想請教我們現在應該怎麼做呢？

A7

因為薑和羊肉本身是溫暖的，不會上火。有些人吃它們上火，是因為在同時攝入了其他上火的食物，或許可以試著再稀釋一點並加果寡糖。這也有可能只是排火的過渡期，畢竟才一週而已，請多給自己一些時間觀察，放輕鬆！

Q8

利用薑渣加點麵粉、鹽巴、撒點西洋香菜煎成煎餅，還不錯吃，應該沒什麼問題吧？

A8

胃不好的人不能這樣吃，一般人偶爾吃就好，薑的粗纖維有可能引起胃發炎喔！

Q9

因為我怕胖，之前有習慣用堅果來替代油品攝取，但老師在書裡有說過不建議大家吃堅果，所以是不管怎麼樣的體質都不能吃嗎？

A9

如果真的要吃，請盡量以不超過 100 度左右來烘焙堅果！芝麻超過 130 度算是高溫烘焙。另外，以堅果或堅果醬來代替脂肪攝取，會有一個問題是每種堅果脂肪含量不盡相同，每餐10克左右的油脂是ok的，那要吃多少克的堅果呢？所以偶爾取代油品攝取是可以，但不建議長期這樣喔！

Q10

想請問一下，老師有説～小朋友不能跟大人一起喝同樣的含雞腳雞湯，但已經喝了三周了（是國小三年級的女生）會不會怎麼樣？

A10

只喝3周不會怎樣啦！不過青春期前只要喝休養雞湯（不用加雞腳）就好喔！

Q11

我母親突然出現嘔吐暈眩、低血壓的症狀後，我也去量了血壓，才發現自己似乎也是低血壓患者。目前擇食進入第一周，想請問應該怎麼改善才好？

A11

認真攝取優質蛋白質，會改善的喔！

Q12

如果灰指甲治療很久都沒效果，還有什麼要注意的嗎？除了忌口蛋奶類外，所有堅果類也都要忌口嗎？

A12

灰指甲的原因，應該是抵抗力不佳，建議還要認真忌口寒性和上火食物、認真擇食。

Q13

我是個職業婦女，之前大部分都外食，最近才剛開始加入擇食的行列。因為備料常常要花很多時間，想請問有沒有什麼比較省時省力的方法可以分享

A13

和你分享一下學姐的備菜心得，提供你參考喔！

學姐分享：通常一星期會上1～2次菜市場，上菜市場前一天先大約擬出一星期的菜單，盡量五種顏色都買（但還是要以自己本身可食用的蔬菜為主）。菜色種類多樣性，但量不用太多，因為擇食每餐需要的蔬菜每種只需半碗，每種蔬菜輪番搭配，就不會餐餐重複了。肉類的話，買回來就先分好用量，該醃的醃、該滷的滷好，其餘的依照每餐的份量分好放冷凍，要煮的前2天就拿一包放冷藏，這樣要煮時就會很方便！薑汁大約是1個月煮1次即可。

Q14

想請問老師，泡三溫暖對身體好嗎？

A14

有不少同學喜歡泡三溫暖，從烤箱出來直接泡冰水，在毛細孔張開的情況下直接泡冰水，寒邪入體，老了問題會很多喔！

Q15

因為家人是卵巢癌，目前卵巢癌2期（復發），正在化療中。想請問老師的雞湯在化療期間也可以喝嗎？是否需要特別做什麼調整呢？

A15

已經生病的人以休養雞湯（不用加雞腳）為主，祝福妳的家人！忌口寒性和上火食物，不熬夜，正面思考是重點。

Q16

昨天我第一次喝了擇食雞湯，覺得精神真的好很多，但我發現到了下午，舌頭有點腫脹、頭有點暈，火氣有點大，但我想說應該是自己體質的關係。今天我就特地早起，照著老師書上寫的吃「擇食早餐」（只差沒喝薑汁），照樣覺得精神很好，可是到下午時，舌頭又出現腫脹的感覺，還會有點頭暈，一直喝水卻都沒有改善，那明天還要繼續喝嗎？

A16

薑汁和雞湯是讓你身體變溫暖的食物，但如果你仍然沒有忌口上火的食物，當然還是會上火啊！請先把忌口上火和寒性的食物列為第一優先，再搭配擇食的菜單（有肉、有菜、有澱粉），相信身體很快就會給你好的回應喔！加油！

Q17

請問心臟無力的人不能吃棗子，有包括紅棗和椰棗嗎？還有硬核的會上火，那椰棗也會嗎？

A17

就只是綠色的棗子要忌口，不用擴大解釋啦！

Q18

我本身有點憂鬱症的問題，而我的孩子前陣子被醫生診斷為過動兒，想請問老師我和孩子這樣的情況，是不是需要服藥？有沒有可能因為飲食調整而改善呢？

A18

在我的經驗裡，憂鬱症和過動兒不是病，通常起因於飲食不均衡及食用過多上火和加工食物、蛋類，黃豆製品而引起的營養失衡，造成身體出現憂鬱症或過動的症狀，不一定要依賴藥品，先均衡飲食及忌口吧！

Q19

最近開始喝溫薑汁，但起床會有點眼屎，這樣OK嗎？

A19

起床有眼屎是上肝火，若您本身就有在上火，剛開始喝薑汁是有可能引發您的上火反應，但要繼續撐下去喔！要給身體完整營養素和時間去調整。

Q20

因為工作比較忙，我都會把薑汁煮好放在寶特瓶去上班，這樣會不會有什麼問題呢？

A20

薑汁不能放塑膠寶特瓶，會有中毒的危險！薑汁只能裝在玻璃罐裡，如果放冷凍庫的話，要用不銹鋼瓶。還有，打薑汁時水一定要蓋過薑塊，不是越少越好喔！

Q21

請問保鮮盒裝雞湯可以嗎？

A21

冷卻後裝是ok的呀！

Q22

我目前已經擇食到第四周，可是吃到第二周時突然變得很怕冷，手腳都超冰的。我主要都是水煮豬肉與青菜配飯（剛開始飯量大概 1/4 也不會餓），現在飯量有變多，肉也有充足，但還是比以前怕冷，請問是熱量不足還是我體質偏寒呢？

A22

有可能是通過忌口而使身體的虛火消除，因而會比以前感覺怕冷。手腳冰冷要變得溫暖也是需要時間，每個人變暖的時間點都不同，因為養生調整是需要長時間的堅持才會越來越好，每個人的改變都不大一樣，加油！

Q23

我老公只要感冒吃藥一星期左右，就會爆發全身紅疹，又癢又漲的。我們兩個一起擇食已經四個月了，這期間一切狀況良好，很多小毛病也都不藥而癒，但我老公這可怕的紅疹越來越嚇人。他本身是B肝帶原者，但功能一切正常，43歲、無不良嗜好愛運動，每發就醫都不知原因，所以想來請教老師。

A23

感冒本來就不需要吃藥喔！有人是連喝普拿疼伏冒熱飲都會全身發紅疹的！

Q24

我是孕婦，最近快要生了，但最近頸部出現不明原因的深色暗沉，如果排除是衣物摩擦、懷孕引起的黑色素沉澱外，會不會是身體有狀況的表徵？

A24

皮膚是身體最大的排毒器官！另外想請問你對於生產或當媽媽這事，是否覺得壓力很大呢？

Q25

懷孕14W產檢時，醫生告知子宮肌瘤比12W時長大了許多，肌瘤帶來了腹部的疼痛（晚上有時會痛醒，睡眠品質變差），醫生說怕肌瘤再長大有可能引起胎位不正，目前有開止痛藥，但害怕會影響寶寶，因此選擇不吃。想請問飲食上有什麼要特別注意的嗎？

A25

會影響婦科腫瘤的蛋、奶、豆、魚、竹筍（含筍絲筍乾）、山藥、酪梨都有忌口嗎？

Q26

有人說吃卵磷脂會預防乳腺炎，所以很多哺乳媽媽都會吃。《瘦孕聖經》中老師並未提到卵磷脂，我想應該是沒有服用的必要。而那些媽媽們吃了一堆卵磷脂對寶寶會不會造成負擔？

A26

一般卵磷脂就只有兩個來源：黃豆或蛋黃，作用是幫助脂肪分解。如果沒吃到含反式脂肪或上火的食物，又有確實熱敷和按摩的話，就不會發炎了！

Q27

請問老師，我的小孩常有尿床的問題，這跟吃的食物有關係嗎？

A27

提醒你：體質太寒的小孩容易夜尿，而對蛋過敏的小孩容易尿床喔！

Q28

我個人很喜歡吃青椒和牛蒡，吃這兩種食物會有問題嗎？有什麼需要注意的事項嗎？

A28

青椒皮膚過敏不能吃，牛蒡有神經痛，肩頸僵硬痠痛不能吃！

Q29

平常上班中午外食吃完感覺很油膩，所以飯後我都喜歡來杯水果醋飲，因為是飯後應該就沒關係了吧？另外，我也常常有中暑的問題，會喝蜂蜜水來降火，這樣做是對的嗎？

A29

水果醋寒，不管早晚都不建議喝，而且蜂蜜與水果醋都是寒的，不建議喝！常中暑一般是因為體質寒毛孔閉塞不開，無法散熱導致，要先讓體質變溫暖才對啊！

Q30

請問剛中風的病人，可以擇食嗎？他現在有吞嚥困難，除了粥以外還有甚麼可替代呢？

A30

已經中風的人很容易二次中風！中風後要嚴格忌口寒性，上火及影響神經的食物。三餐可以把握擇食原則來吃，剛中風的一個月內請暫停薑汁，雞湯只喝休養雞湯（不用加雞腳）。一個月後，建議第一週喝天麻雞湯，第二週炙首烏雞湯，第三週天麻雞湯，第四週休養雞湯。中風初期，可以把火鍋肉片剪碎、蔬菜切碎，一起燙熟或用溫鍋冷油炒熟，把飯煮軟一點，鼓勵他小口吃，慢慢咀嚼再吞嚥！還有天麻可以固腦，舒經活絡，平肝潛陽，預防中風。

另外，中風後的復健非常重要，建議盡快進行，可以用中醫的針灸與西醫的復健交替進行，恢復會更好更快！這時候的營養支持就很重要，優質蛋白要認真攝取！吞嚥困難也需要復健練習，請盡快幫他掛復健科。

Q31

請問吃薑黃對身體好嗎？吃的時候有需要注意什麼事情嗎？

A31

薑黃有活血作用，因此有在服用高血壓藥和抗凝血藥，或是經血量多、容易痔瘡出血的人不適合吃，肝臟功能異常者也不建議吃。一般人偶爾吃，一星期最多三次就好了。另外也不建議薑黃粉直接灑在飯上吃，容易過量喔！

Q32

之前幾個月家裡突發狀況頻繁，常常三更半夜要出門，為了提神喝了咖啡。精神壓力大加上要應付許多突發狀況，所以沒有特別選擇符合擇食的食物。後來右腰側出現了第一道疹子，長得很像乾癬，當時也沒時間看醫生，結果一個多月後越長越多，去就醫才知道是玫瑰糠疹。雖然目前生活已經回到常軌、又開始認真擇食，而且玫瑰糠疹的治療除了吃藥也擦藥，可是至今已經一個半月仍會長出新疹子。除了遵照醫囑洗溫水澡，發癢時盡量不抓它，且乖乖擦藥跟擇食之外，想請教老師有無其他方法可以幫助玫瑰糠疹盡速痊癒？身體每天發癢感覺火氣越來越大，內外火夾攻非常不舒服。

A32

當身體變乾淨時又再度吃進一堆不適當的食物，可能會產生嚴重影響。尤其是皮膚過敏引發的疹子需要較長時間來修復，要多些耐心～注意寒性食物不要吃、嚴格忌口，不要讓身體上火（尤其是肝火）。記得書上關於皮膚過敏的食物一口都不能吃，還有情緒要保持平和不糾結，要多愛自己，真的很癢的時候可以冰敷或冷敷會有緩解效果！

Q33

我有糖尿病（第二型）剛開始接觸擇食，但醫生說盡量不要吃白米飯，要五穀飯或糙米飯（目前有胃潰瘍已治療中），想請問飲食上還有需要注意的嗎？

A33

糖尿病跟肝腎問題有關。二型糖尿發病前通常是有著長期性飲食上火、作息不正常、常攝取劣質蛋白有關。務必忌口寒性食物和上肝火飲食！先從攝取優質蛋白開始調身體。至於醫生建議的糙米、五穀飯跟低GI飲食有關，但必須是你沒有皮膚過敏或腸胃問題（糙米五穀類與皮膚過敏、腸胃漲氣、胃發炎潰瘍有關），你目前胃潰瘍治療中糙米五穀類並不適合，可以用薏仁和白米煮成飯後先放入冰箱冷藏或冷凍，隔夜後再稍微加熱來吃，或是水煮地瓜、馬鈴薯冰過再稍微加熱吃，這樣處理成抗性澱粉，再加上每一口食物嚼30下，血糖會比較穩定，要記得澱粉儘量以抗性澱粉為主。

Q34

我晚餐一直都是以根莖花果類為主，因為之前老師提過水耕蔬菜偏寒，我知道筊白筍是水耕種植，所以我把它放中午吃。可以吃的蔬菜偏寒的放中午吃、根莖花果類放晚上吃，這樣吃是OK的嗎？

A34

水耕的葉菜類絕對不要晚上吃，水耕的根莖類一般體質可以晚上吃，但不要連續吃。

Q35

請問有地中海貧血的人，按擇食養生外還需補充或注意什麼呢？

A35

特別忌口五穀雜糧類，認真補充優質蛋白，如果是顯性的人，蠶豆不能吃，注意不能聞到樟腦味，精油類最好也避免。

Q36

想請教老師紅豆水與紅豆茯苓蓮子湯不同之處？

A36

幾項食材的功用如下：

紅豆「清熱利水消腫」，茯苓「安神美白消水腫」，蓮子「補脾止瀉、益腎攝精、養心安神」。

至於兩者的不同，在於紅豆水單純消水腫，紅豆茯苓蓮子湯的消水腫效果加倍之外，同時還多了美白與安神效果（安定睡眠、休養生息），所以紅豆茯苓蓮子湯的效果是遠超過紅豆水的喔！

Q37

Q10 的劑量該如何吃？

A37

低血壓如果吃了 Q10/100mg 沒有心悸不舒服，當然是吃 100mg 效果比較好。不過從來沒吃過 Q10 的低血壓人，可以先從 30mg 吃起，兩個月後吃 60mg，如果覺得心悸或不舒服，就改回原來的劑量。如果可以適應，再兩個月後可改試 100mg。

Q38

請問老師，無花果可以吃嗎？

A38

無花果不是常見的水果，所以書上沒有寫到，可以吃喔！

Q39

鵝肝醬、鴨肝醬可以吃嗎？

A39

脂肪含量很高，有三高，心血管疾病和痛風的人不建議吃，一般人可以偶爾吃。

Q40

請教參鬚的問題，老師說第一帖雞湯用白參鬚，不能用紅參鬚會燥，那西洋參鬚可以用嗎？

A40

高麗參的品種也是白參，經過炮製就變成咖啡色，又稱為紅參，因產在高麗而被稱為高麗參。西洋參原產於美國和加拿大，故稱西洋參。白參性平，西洋參性微寒，因此有在上火，或是三高者，都不宜吃紅參喔！紅參鬚比起紅參較為溫和，所以第一帖雞湯，不管白、紅、西洋參鬚都可以用。

Q41

請問顏面神經失調的擇食方式？

A41

趕快找好的針灸師針灸，會好得很快。錯過三個月黃金期，狀況嚴重的話有可能回不去了喔！特別注意忌口寒性、上火、和影響神經的食物。

Q42

擇食約二個月，最近皮膚異常像蕁麻疹一樣狂癢，這是什麼問題呢？

A42

也有可能是細胞修復期喔！如果是晚上比較癢，薑汁稀釋當水喝，嚴格忌冰品、生冷、海鮮、寒性食物及上火食物！3湯匙薑汁加400～500cc熱開水再加一點二砂糖，一天喝兩杯，蕁麻疹好了就回到早餐前的薑汁就好！

Q43

關於月子水的中藥材，中藥房建議改劑量，該如何是好？

A43

黃耆又名正北耆，最好的是產在蒙古的黃耆，台灣一般中藥店賣的黃耆多是偽品南耆（紅皮耆），少數藥店則是正北耆（皮的顏色與肉較接近）與南耆都有，很多中藥店都只賣南耆，因為他們也不知那是偽品，直接當黃耆賣。為了避免大家喝到偽品，我才減少劑量，如果是真品，劑量不用那麼大就有效果了。

Q44

請問腎臟功能不全可否喝雞湯跟紅豆湯？

A44

不建議喔！

Q45

沒裹粉的炸排骨吃了也會上火嗎？

A45

不用懷疑，絕對上火！

Q46

不建議吃黃豆的話，那毛豆可以吃嗎？

A46

毛豆也屬於黃豆類喔！有睡眠障礙、淺眠多夢、注意力不集中、青春痘、胃炎、胃潰瘍、脹氣、婦科腫瘤、香港腳的人都不能吃。

Q47

請問麥冬玉竹枸杞雞湯裡的麥冬跟玉竹煮好後可以吃嗎？

A47

麥冬不能吃，玉竹可以吃。

Q48

想請問目前飲食薑汁、雞湯、紅豆湯都有喝，但早上澱粉只要超過 50g 就會脹氣，該怎麼辦呢？

A48

蛋、奶、黃豆、竹筍、五穀雜糧跟甜食確定都沒吃嗎？每一口飯有沒有咀嚼 30 下？常久坐不動嗎？有焦慮緊張的情緒嗎？蒜類、韭菜韭黃、蝦類有忌口嗎？便便會臭會黏嗎？還有用到發粉的麵包，饅頭，包子也會引起脹氣喔！

Q49

想問被狗咬傷後飲食上該注意哪些？

A49

都可以正常吃啊！記得要嚴格忌口蛋、奶、雞鴨肉、海鮮、發酵類等會上火的食物。

Q50

身上有癬可以泡澡嗎？

A50

不能泡澡！跟自體免疫系統有關，現在有可能是細胞修復期，要認真忌口，不然會更糟喔！

Q51

長期吃花膠會增長子宮肌瘤嗎？但我不敢吃有雞腳的湯，該怎麼辦呢？

A51

可能會喔！有子宮肌瘤的人不建議吃魚啊！不敢喝加雞腳的湯？那可以用豬腳呀！

Q52

想請問老師，我最近膝蓋輕輕一碰就淤青幾塊，不曉得是怎麼回事，我有點擔心……。

A52

一碰就容易淤青的，可能是身體缺少鈣質的表現。如果有補充足夠的檸檬酸鈣的話，也有可能是細胞修復期，身體消耗較多鈣質在其他方面，所以出現這樣的狀況，但也建議做一下血液檢查。

Q53

請問老師有推薦什麼樣的運動嗎？最近很多朋友邀我去健身房，但我有點擔心強度太強，不知道對身體好不好？

A53

所謂適度的運動必須是運動後身體不能覺得疲倦，或隔日不能感到痠痛，而「快走」能運動到全身，也不會讓身體太過勞累，是最推薦的運動。

Q54

想請問這兩星期便秘很嚴重，量很少、很難排出，痔瘡也很嚴重。有在吃 Q10/30mg，但因為有低血壓不敢吃 100mg。而芭樂跟棗子也沒吃，這種狀況會是像老師書上寫的肺有問題嗎？

A54

肺有問題，便祕會是長期的。如果碰到細胞修復期又吃到蛋、奶類、蒜類、韭菜、蝦類及上火食物，或是晚睡、情緒不佳等，都會造成便秘。另外優質蛋白、優質脂肪攝取不足，蔬菜水果攝取過量，夏天吃西瓜等寒涼食物，也會造成心臟無力或氣虛而便祕。痔瘡變嚴重，跟上火食物，榴槤、櫻桃、麻辣、芒果、荔枝、龍眼這些熱性水果都有關，還有晚睡、激烈情緒也有關。

低血壓如果吃 Q10/100mg 沒有心悸不舒服，當然是吃 100mg 效果比較好啊！從來沒吃過 Q10 的低血壓人，可以先從 30mg 吃起，兩個月後吃 60mg。如果覺得心悸或不舒服，就改回原來的劑量；可以適應的話，再兩個月後可改試 100mg。

Q55

想請問工作重度勞動的人（男友跟父親），份量該怎麼吃呢？可以加倍嗎？

A55

男友以他一天蛋白質的量再多一半，多出來的量平均加在3餐。另外盡量讓他攝取的澱粉以隔夜再稍微加熱的米飯為主（運動員也可參考這個吃法），父親就維持一般的攝取量不用減。雞湯對他們來說也很重要喔！

Q56

牛肉上火用牛尾煮湯，但喝湯不吃肉就不會上火嗎？那牛骨燉湯也可以囉？

A56

如果妳要用牛骨，那膠質要從那裡來呢？因此我才建議使用牛尾。如果你住在台灣，方便可以取得雞骨架和雞腳是最好；如果買不到雞骨架和雞腳的地方，我也會建議用豬腳。在美國，這些都很不容易取得，我才會建議牛尾，兩害相權取其輕。其實只有一個原則，盡力而為，擇食說複雜也很多要學的，只是對初學者來說，就照書上說的去做就好了。

Q57

可以在雞湯裡加海參當膠質嗎？

A57

可以喔！

Q58

老公因腸子發炎化膿，藥物無法治療所以開刀切除，出院後想讓他一起擇食，雞湯的部分手術後的病人可以喝嗎？

A58

手術完第一個月先喝休養雞湯，之後再喝擇食雞湯吧！祝福妳先生早日康復喔！（其他手術亦同。）

Q59

感冒喉嚨痛或是有痰、咳嗽的人，可以喝溫薑汁嗎？

A59

白色清痰可以，黃色濃痰不要。

Q60

請問天麻跟薑汁天麻有差嗎？

A60

問過漢補管藥櫃的阿霞姐，一般中藥店賣的天麻都是用薑炮製過的，可以加強天麻的去風效果！

Q61

《擇食參》有五道新的雞湯，想請問這五道也是早上喝嗎？是要把原本的四帖改成這五道還是？另外，哺乳期間可以喝嗎？

A61

《擇食參》的雞湯最好是擇食滿一年的人喝。最好是喝三個月《擇食參》裡的雞湯，然後喝三個月《擇食一》的雞湯，每三個月輪換一次。另外，《擇食參》的雞湯，哺乳期間不能喝喔！

攝取優質蛋白質應注意的要點

蛋白質有五大類：魚、肉、豆、蛋、奶。如果高溫烹調超過15～20分鐘，蛋白質會被破壞，變成劣質蛋白。每個人對各種蛋白質的耐受程度不同，例如婦科腫瘤者不建議吃魚；容易脹氣、睡不好、青春痘、情緒低落、胃發炎者、婦科腫瘤者，不建議吃黃豆製品；粉刺、掉髮、唇乾脫皮、肩頸僵硬、大便臭黏、雄性禿、婦科腫瘤者、婦科易發炎者，不宜吃蛋；容易胃發炎，脹氣或便祕、羊屎便、粉刺、毛囊炎、乳糖不耐者，不宜吃奶類製品；口臭、上火、婦科易發炎者，不宜吃牛肉。

許多論點都認為紅肉不好，但大部份的人日常飲食吃的魚肉豆蛋奶，都是烹調時間過久的劣質蛋白，尤其中菜的烹調方式——滷、煨、燉、炸、烤、快炒、爆炒等，都會讓紅肉變成劣質蛋白。所以擇食其實是在分享另一種飲食觀念，紅肉不是不好，只要用對的方式來吃，紅肉裡的左旋肉鹼可以讓身體有耐力和爆發力，豐富的B群和鐵質可以讓身體造血，只要正確和適量地吃，其實對身體是好的。

較健康的烹調方法

適當的烹煮食物，可達到殺死細菌及容易消化之功能，較健康之烹調，需要注意油脂之營養性及耐溫特性，才不會增加致癌物之形成，分析如下：

①**蒸、煮、燜、燉：**

溫度只有100度，油脂較穩定、營養素流失較少，也不易上火，是很健康的烹調方式，只要適當控制滷、燉時間不要太長，蛋白質就不易被破壞，而快鍋（即壓力鍋）溫度約105度，有助於較不容易煮熟食物的料理，只要使用時特別注重安全，也是不錯的選擇。

②**輕炒：**

溫度約110～120度，即鍋子中小火預熱、下油、放入辣椒、香料輕炒，再放入蔬菜，這種烹調方式可以選擇單元不飽和脂肪酸的油類，如：橄欖油、芥花籽油；而葡萄籽油、沙拉油等蔬菜油為多元不飽和脂肪酸，只適合菜炒好上盤前再倒油。

③**煎和爆香：**

溫度約130度，只適合使用飽和脂肪酸之豬油、棕櫚油、去乳質的奶油，不適合使用其他蔬菜油，易氧化形成自由基，尤其是含大量多元不飽和脂肪酸DHA、EPA的魚類，更禁忌燒烤，小心增加肝負擔及血管硬化之風險，其他DHA、EPA較少的魚類海鮮，如：烏賊、章魚、吳郭魚、鮭魚等，以及偏熱帶的魚類，也盡量用低溫烘烤，只要烤熟、淡著色就好。

「頭暈、耳鳴」的應對方式

很多人認為耳鳴是老年人才會出現的問題，但現在很多年輕朋友也出現耳鳴眩暈的現象了，我們就來瞭解一下耳鳴的主要原因吧！

1. **上火**：包括吃進上肝火的食物，或是熬夜、劇烈情緒、失眠引起的內火。
2. **對雞蛋過敏**。
3. **頸椎移位**：血液上不了頭也會引起耳鳴，比如長期枕頭過高或長期低頭。

主要的應對方法有：

①至少半年認真擇食，忌口上火、寒性和刺激神經的食物，還有蛋類、五穀雜糧，直到身體不上火。尤其是天麻雞湯更要認真喝，因為天麻平肝風，對耳鳴、眩暈效果很好。

②中醫正骨。

③西醫復健、拉脖子。

④檢視一下自己枕頭的厚度，正常應該要和肩膀厚度相同。
還有優質蛋白質也要吃到足夠的量，大家都要好好愛護自己的身體，身體健康才能有更好的精力投入工作和生活。

幾種身體癥狀背後的健康問題

痠——表明經絡是通的，但是氣血不足。

脹——表明氣很足，但此類人是愛生氣的體質，若體內的氣出不去就鼓脹。

麻——表明氣能過來，而血過不來。

木——麻得厲害了，就是木，是血和氣都過不來了。

痛——單純性的痛則是因為有血瘀。

癢——表明氣和血正在過來，傷口癒合的時候都會發癢。但這與全身發癢不同。

吃了可強身的料理食譜

「巴吉杜仲核桃燉海參」

巴戟天：台灣中藥店習慣稱為巴吉，可補腎陽、去風濕、強筋骨，調陽萎、尿頻、宮冷、小腹冷痛，腰膝疼痛痠軟。杜仲：補肝腎，強筋骨，可安胎。核桃肉：補腎固經，溫肺定喘，潤腸通便。海參：含有人體必需的微量元素鎂、硒，還有鈣和膠質，養精生津，是三高人要補充膠質的最佳選擇。膠質和蛋白質最大的不同是，膠質不怕煮太久會變劣質，所以耐燉煮。

這一道菜不管男女都適合，也很適合銀髮族來食用，但是青春期前的小朋友，以及正在上火的人不適合，因為這一道藥材稍微偏溫補，所以冬天吃會更棒！

「男人腰瘦，女人性福」的滋陰補陽食譜

現代人大多長期上火，飲食不均衡，所以常導致身體陰虛——眼乾、口乾舌燥、血液濃稠；女人會經血量少、潤滑液不足；男人則有前列腺液少、精液變少的狀況。如果你是擇食的同學，首先我們要嚴格忌口上火食物、不熬夜，做好情緒調整，另外三餐都要有肉有菜有澱粉，給身體足夠的營養支持，再加上溫薑汁和擇食雞湯來幫助身體變暖，可以幫大家起到更好的調整作用。

要改善這樣的狀況，邱老師也推薦幾道料理給大家——

「**玉竹西洋參紅棗蒸飯**」：玉竹，甘、可滋陰潤肺、生津養胃、潤燥滋陰、止渴生津。西洋參，補氣養陰、補中有清、清火生津。紅棗，益氣補中、養血安神。大家看到這3種藥材的功效，應該就已經明白這是一道滋陰、補氣、養血為主的養生蒸飯，不管你是擇食幼幼班還是進階班，我們都可以在一天選擇其中的一餐來吃，連續吃一個禮拜，先滋陰再補陽。但要提醒，青春期之前的小朋友不建議吃、正在生病的朋友，要先經由你的醫生同意，最好食用的時間點是早餐，晚上7點半以後也不建議吃喔！

「**黃精杜仲杏鮑菇蒸飯**」：黃精自古是道家養生聖品，黃精甘、平，滋陰潤肺、補脾益氣、補腎益精、強壯筋骨。杜仲，補肝腎、強筋骨、安胎效穩。紅棗，益氣補中、養血安神。杏鮑菇則是蛋白質及鋅含量高，鋅不只對男性功能有幫助，人體缺鋅，血中胰島素的水平就會下降，補充鋅可以讓胰島素作用延長。這道蒸飯不只滋陰也同時補陽，對男性功能有補益作用，女性食用也可滋陰補陽，尤其是懷孕和生產完正在做月子的媽媽也很適合喔！

「**芡實伏苓南瓜濃湯**」：芡實，益腎固精、健脾止瀉、除濕止帶。伏苓，安神、健脾補中、消水利濕，還有美白功效。南瓜，補中益氣、清熱解毒、預防男性攝護腺腫脹。這道湯品很適合夏天的時候來吃，但要提醒，皮膚過敏的人不適合吃南瓜喔！

心靈也要擇食

• 要求完美本身就是一種病態，起源於內在對自己的感覺不夠良好，很多家庭管教嚴格，永遠以批評代替肯定，這樣管教出來的小孩，通常永遠覺得自己不夠好，對他們來說，成功等同壓力，再大的成功只會帶來更大的恐懼，害怕失敗，恐懼失去成功……從此墮入憂鬱症的深淵。醒醒吧！只有當你放過自己，這個世界才會放過你，只有神是完美的，生而為人，把人當好就好，不要妄想成為神……請開始學習愛自己，祝福你。

• 你的今天決定你的未來，你的思考決定你的方向，你的飲食決定你的健康，你的健康決定你的能量！

• 在我的諮商過程中，常常需要陪伴我的案例走過悲傷。傾盡所有、所求不得的悲傷，相互傾心、不得相守的悲傷；浪子回頭、摯親不待的悲傷；時過境遷、才恍然了悟，還是當年他最好……的悲傷。所有這些悲傷會讓人低落、心痛、怨忿命運，但只能在悲傷中煎熬，等待時間淡化一切。是的，時間會帶走悲傷，一天一天，你會覺得緊繃的胸口慢慢鬆開，漸漸看得到藍天，感覺得到季節的變化，彷彿死過一回，重回人世。但我要告訴你，這一切不會白費，當你真真切切地痛苦過、悲傷過，時間會將悲傷沈澱成一種柔軟、一種感知的能力、一種寬容的態度。

當你曾經死過一回，才真的能學會對生命謙卑，對別人寬容，是的……只有悲傷能讓你學會柔軟，學會寬容。

・氣虛體寒、心臟無力的人，容易負面思考，如果面對的不是溫柔拍拍的說話方式，而是嚴肅認真的對待，很容易覺得對方是在教訓我，這起因於內在不夠自信。當你的優質蛋白補充足夠以後，玻璃心就會轉變成鋼鐵心，百毒不侵了。

面對擇食應有的態度

擇食的很多理論是我身體力行得來的經驗，不是先找到很多學術理論支持才架構出來的。坊間養生理論非常多，每個人都有選擇認同的自由，當一個方法，很多人執行都有成果時，證明它有存在的價值，所以我自己一向是，如果我認為邏輯上可行，做了再說，然後根據情況做出調整。

當你是擇食新手，很多東西現在吃了沒事，不代表真的沒問題，這一點，我相信只要擇食一段時間的人都會點頭，所以很多擇食初期沒認真忌口的人，細胞休復期會來得又兇又猛，而不知道是跟他吃了他認為沒事的東西有關。而當你忌口一段時間，身體變得乾淨而敏銳，就能用自己的身體來試；當你的身體反應不敏銳的時候，先照別人的經驗來執行一段時間，等身體敏銳了，再去試別的書上說的，你就知道結果了！建議有疑問的人，可以嚴格擇食半年後，連續試吃一星期不去皮的老薑，或連續吃一星期燉煮一小時的肉，讓你的身體告訴你結果！

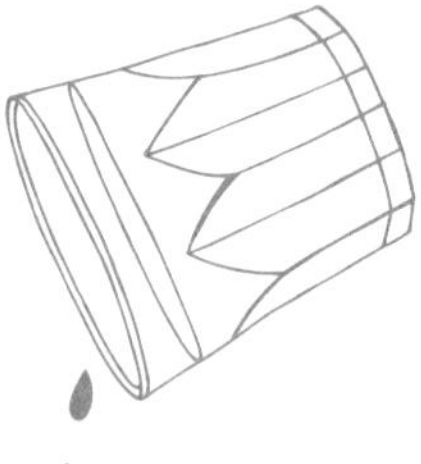

參 擇食懶人包

不同體質的飲食注意事項

體質	徵狀	對應方法
寒性	手腳冰冷，經痛，腰痠，分泌物多，婦科容易發炎，鼻子過敏，皮膚容易過敏	忌口寒性食物、生冷、冰品，下午4點後不吃葉菜類和水果，早餐前溫薑汁認真喝，擇食的湯認真喝，優質蛋白認真吃
上火	早上起床有眼屎，眼睛乾、痠、癢、口乾舌燥、嘴破、口臭，大便顏色深，易怒、無名火，淺眠、失眠，皮膚過敏、長痘痘	忌口寒性食物、生冷、冰品，下午4點後不吃葉菜類和水果，早餐前溫薑汁認真喝，擇食的湯認真喝，優質蛋白認真吃，忌口上火食物
陰虛火旺	手腳冰冷，經痛，腰痠，分泌物多、婦科容易發炎，鼻子過敏，皮膚容易過敏，早上起床有眼屎，眼睛乾、痠、癢，口乾舌燥、嘴破、口臭，大便顏色深，易怒、無名火，淺眠、失眠，皮膚過敏、長痘痘	忌口寒性食物、生冷、冰品，下午4點後不吃葉菜類和水果，早餐前溫薑汁認真喝，擇食的湯認真喝，優質蛋白認真吃，忌口上火食物

擇食食物對照表

類別	內容
上肝火食物	・烹調方式：高溫油炸、高溫燒烤、碳烤、高溫快炒、爆炒方式烹調的食物。 ・辛香料：沙茶、咖哩、紅蔥頭、紅蔥酥、麻油、薑母鴨、麻油雞、羊肉爐、藥燉排骨等。 ・堅果種子類：芝麻、花生、杏仁、核桃、開心果、南瓜子、葵瓜子、蠶豆等。 ・水果類：荔枝、龍眼、榴槤、櫻桃等。 ・飲料類：咖啡、市售黑糖薑母茶等。
上胃火食物	・黃豆類：包括黃豆製品如豆干、豆皮、豆腐、豆花、豆漿、黃豆芽、蘭花干、素雞、素肉、味噌、毛豆、納豆、素火腿、黑豆、黑豆漿、豆鼓，及黃豆蛋白製品。 ・糯米類：麻糬、粽子、油飯、米糕、湯圓、飯糰、紫米、糯米腸、豬血糕、草仔粿、紅龜粿等。 ・奶製品：包括調味乳、優酪乳相關產品，起司、冰淇淋、煉乳、高蛋白牛奶製品、乳清蛋白等。 ・五穀雜糧類：包括小麥、大麥、燕麥、蕎麥、黑麥、小麥胚芽、全麥麵粉製品、糙米、胚芽米等。 ・竹筍：包括筍絲、筍干等。

類別	內容
寒性食物	白菜、地瓜葉、豆苗、黃瓜、苦瓜、絲瓜、冬瓜、芥菜、白蘿蔔、生菜沙拉、生魚片、冰品等等。 另外，下午4點後不要吃葉菜類和水果。
上腸火食物	・蛋類製品：包括雞蛋、安鶉蛋、鴨蛋、皮蛋、鹹蛋、鐵蛋、蛋糕、蛋捲、蛋餅、泡芙、布丁、茶碗蒸、美乃滋、銅鑼燒、牛軋糖、蛋黃酥、蛋蜜汁、鳳梨酥、含蛋的餅乾麵包等西點。 ・蒜頭：包括蒜苗。 ・韭菜：包括韭黃。 ・蝦子：包括蝦米。
影響神經的食物	・食材：鮭魚、糯米製品（包括油飯、湯圓、麻糬、酒釀、粽子、年糕等）。 ・蔬菜類：竹筍（包括筍絲、筍干）、大白菜、小白菜、大黃瓜、小黃瓜、苦瓜、絲瓜、瓢瓜、冬瓜、芥菜、雪裡紅、白蘿蔔等。 ・水果類：鳳梨、芒果、龍眼、荔枝、水蜜桃、哈密瓜、香瓜等。 ・飲料類：咖啡、濃茶、可樂、瓜拿納茶等。 ・甜食：巧克力。

鈣質含量高的食物	綠豆、油菜、空心菜、高麗菜、紫色莧菜、木耳、乾香菇、杏仁、紅棗、蓮子、榛果、蛤蜊、海帶和紫菜（甲狀腺有問題的人不能吃），也可以吃檸檬酸鈣來補充鈣質。
含鋅、硒量高的食物	・海鮮類：蛤蜊、牡蠣（生蠔）、淡菜、扇貝、章魚、海參、鮑魚和魚類。 ・肉類：羊肉、內臟類。 ・澱粉類：糙米、蕎麥、燕麥、黑米。 ・蔬果類：蘑菇、杏鮑菇、香菇、南瓜、海帶、紫菜、松子等。
劣質蛋白質	滷肉、焢肉、紅燒肉、滷肉飯、肉燥飯、羊肉爐、白斬雞、燒臘店的油雞、烤雞，餐廳裡常見的醉雞、烤鴨等。
刺激性食物	辣椒、胡椒、山葵（哇沙米）、茴香、八角、花椒、孜然等辛香料，以及咖哩、麻辣、沙茶等。
蛋白質含量高的食物	綠豆（較寒，但夏天可以吃一點）、紅豆、豌豆、皇帝豆、黑木耳（乾的，自己泡發）、杏仁（蒸熟弄碎打成粉）、炒榛子（蛋白質和鈣含量是堅果中最高的）、乾核桃、開心果、蓮子（乾燥或新鮮皆可，蒸熟做成泥）、花生仁紫菜／昆布（要選未調味的拌入粥，偏寒）

各種疾病的忌口建議

症狀	原因	忌口與建議
長針眼	上肝火	忌口上肝火食物
耳鳴		
體質寒	優質蛋白吃不夠，生食蔬果吃過多	忌口寒性食物；薑汁、雞湯、海豹油認真吃
難入睡，淺眠多夢	缺鈣，黃豆過敏，或吃到影響神經的食物	1.忌口黃豆製品（含毛豆、納豆、味噌、黑豆、黃豆芽），及鮭魚、巧克力、糯米類、鳳梨等影響神經的食物 2.補充檸檬酸鈣
鼻子過敏	食物過敏／遺傳／體寒	忌口蔥、柑橘類、四季豆、瓜類、白蘿蔔

異位性皮膚炎	體質寒才會過敏，因為寒，又吃了上火食物，火排不出才會過敏	忌口蔥、柑橘類、四季豆、瓜類、白蘿蔔，另外要忌口蛋奶製品和上火食物、香辛料、海鮮及影響神經的食物
紫外線過敏	上肝火	忌口上肝火食物，補充穀胱甘肽
濕疹	體質寒	忌口寒性食物，早餐前喝薑汁及一天一碗紅豆伏苓蓮子湯
蕁麻疹	體質寒才會過敏，因為寒，又吃了上火或過敏食物，排不出才會過敏	1. 傍晚以後才發作：忌口寒性食物；認真喝薑汁、擇食雞湯 2. 若是食物引起的蕁麻疹，忌口海鮮及香辛料、蛋奶製品，多喝水加強代謝
汗疱疹	體質寒	忌口寒性食物；認真喝溫薑汁、擇食雞湯
富貴手	體質寒又對蛋過敏	忌口寒性食物及蛋類製品

症狀	原因	忌口與建議
香港腳	體質虛冷、免疫力差易得	黃豆、蛋（易刺激香港腳復發）
汗斑	免疫力差，體質虛寒	忌口黃豆、蛋和寒性食物
皮膚過敏	體質寒	忌口玉米、芋頭、五穀雜糧、蛋類製品、茄子、蕃茄、甜椒、青椒、南瓜、海鮮、辛香料。忌口後還是沒好完全，最後再忌口隱形殺手奶製品
口角型疱疹、帶狀疱疹	1. 空氣中的濾過性病毒 2. 上火與晚睡	忌口上火及影響神經食物，不熬夜
脂漏性皮膚炎	上肝火	忌口蛋、上肝火食物

黑斑（肝斑）	黑色素沈澱，因為上肝火引起腎虛	忌口上肝火食物，不熬夜，做好防曬
尿蛋白	肝火引發腎火	忌口上肝火食物，不熬夜
腎虛（水腫，頻尿，手腳冰冷，掉髮，久坐／久站／經期腰痠）	肝不好腎就壞：因為肝除了解毒外，還要製造腎所需的白蛋白，所以易腎虛	1. 忌上肝火食物 2. 肝火旺↓腎虛↓鈣質留不住，缺鈣就會注意力不集中，晃神，可補充檸檬酸鈣
黑眼圈	1. 如果是夜咳，早上起床有痰，是因為鼻子過敏 2. 黑色素沈澱：腎虛，上肝火	忌口寒性食物及上肝火食物和蔥、柑橘類、四季豆，不熬夜
孕婦胎毒	上火食物吃太多	忌口上肝火食物
害喜／孕斑	源頭是肝火	忌口上肝火食物

症狀	原因	忌口與建議
內分泌失調	長期上肝火	忌口上肝火食物，不熬夜
多囊性卵巢症候群	對蛋過敏，上肝火與熬夜，情緒壓力	忌口蛋／黃豆／魚／上肝火食物做好情緒調整
泌乳激素過高		忌口黃豆食品和奶製品
宮寒	體質太寒	忌口寒性食物、生食、冰品，早餐前喝溫薑汁，雞湯認真喝
月經不規律	上肝火	忌上肝火食物
子宮內膜異位		
經血少		

經期長	心臟無力	補充Q10
白帶多	體質寒	早餐的溫薑汁和雞湯要認真喝，忌口寒性食物、生食、冰品
經痛（悶脹痛／抽痛絞痛）	體質寒	薑汁和海豹油認真吃，補充鈣片；忌口寒性食物、生食、冰品
害喜	體寒／荷爾蒙分泌不平衡	薑汁可止吐，三大匙薑汁＋500 c.c.熱開水＋二砂糖適量，覺得反胃時一口一口含著慢慢吞下

擇食聖經—天下無不死之藥，只有養生之道。

作　　者／邱錦伶
採訪撰稿／周湘琦、徐詩淵
責任編輯／周湘琦、施穎芳
編　　輯／程郁庭
執行企劃／汪婷婷
封面設計／張家銘
內頁設計／MIMI
內頁攝影／林昭宏
攝影助理／謝天祐

總 編 輯／周湘琦
董 事 長／趙政岷
出 版 者／時報文化出版企業股份有限公司
108019 台北市和平西路三段二四〇號三樓
發行專線—（〇二）二三〇六—六八四二
讀者服務專線—〇八〇〇—二三一—七〇五
（〇二）二三〇四—七一〇三
讀者服務傳真—（〇二）二三〇四—六八五八
郵撥—一九三四四七二四時報文化出版公司
信箱—一〇八九九臺北華江橋郵局第九九信箱
時報悅讀網／http://www.readingtimes.com.tw
時報風格線粉絲團／https://www.facebook.com/bookstyle2014
電子郵件信箱／books@readingtimes.com.tw
法律顧問／理律法律事務所　陳長文律師、李念祖律師
印　　刷／勁達印刷有限公司
初版一刷／二〇一七年六月二日
初版十刷／二〇二三年十月三十一日
定　　價／新臺幣四六〇元

時報文化出版公司成立於1975年，並於1999年股票上櫃公開發行，於2008年脫離中時集團非屬旺中，以「尊重智慧與創意的文化事業」為信念。

（缺頁或破損的書，請寄回更換）

擇食聖經：天下無不死之藥，只有養生之道。/ 邱錦伶著. -- 初版. -- 臺北市：時報文化，2016.11
面；　公分. --（養生村；7）
ISBN 978-957-13-6789-7(平裝)

1. 健康飲食 2. 養生
411.3　　　105017438